前　言

《循证针灸临床实践指南》包括：带状疱疹、贝尔面瘫、抑郁症、中风后假性球麻痹、偏头痛、神经根型颈椎病、慢性便秘、腰痛、原发性痛经、坐骨神经痛、失眠、成人支气管哮喘、肩周炎、膝骨关节炎、慢性萎缩性胃炎、过敏性鼻炎、突发性耳聋、原发性三叉神经痛、糖尿病周围神经病变、单纯性肥胖病等病症的循证针灸临床实践指南。

本部分为《循证针灸临床实践指南》的神经根型颈椎病部分。

本部分受国家中医药管理局指导与委托。

本部分由中国针灸学会提出。

本部分由中国针灸学会标准化工作委员会归口。

本部分起草单位：安徽中医药大学第二附属医院（安徽省针灸医院）、中国中医科学院针灸研究所。

本部分主要起草人：储浩然。

本部分参加起草人：胡进、孙奎、宋阳春、龙晓娜、李难。

本部分专家组成员：刘保延、杨骏、曹奕、肖伟、刘德春、朱俊琛、汤健、武松、赵宏、武晓冬、房緊恭、赵吉平、刘志顺、吴泰相、吴中朝、杨金洪、詹思延、梁繁荣、张维、刘炜宏、文碧玲、余曙光、郭义、赵京生、杨华元、石现、王富春、王麟鹏、贾春生、余晓阳、高希言、常小荣、张洪涛、吕明庄、王玲玲、宣丽华、翟伟、东贵荣、王华、刘清国、刘智斌、曹炀、高树中、杨永清、朱江、岗卫娟、王昕、董国锋、王芳、吴绪平、陈泽林。

引　言

《循证针灸临床实践指南》是根据针灸临床优势，针对特定临床情况，参照古代文献、名医经验以及现代最佳临床研究证据，结合患者价值观和意愿，系统研制的帮助临床医生和患者做出恰当针灸处理的指导性意见。

《循证针灸临床实践指南》制定的总体思路是：在针灸实践与临床研究的基础上，遵循循证医学的理念与方法，紧紧围绕针灸临床的特色优势，综合专家经验、目前最佳证据以及患者价值观，将国际公认的证据质量评价与推荐方案分级的规范与古代、前人、名老针灸专家临床证据相结合，并将临床研究证据与大范围专家共识相结合，旨在制定出能保障针灸临床疗效和安全性，并具有科学性与实用性的有效指导针灸临床实践的指导性意见。

在《循证针灸临床实践指南》的制定过程中，各专家组共同参与，还完成了国家标准《针灸临床实践指南制定与评估规范》（以下简称《规范》）的送审稿。《规范》参照了国际上临床实践指南制定的要求和经验，根据中国国情以及针灸的发展状况，对《循证针灸临床实践指南》制定的组织、人员、过程、采用证据质量评价、推荐方案等级划分、专家共识形成方式、制定与更新的内容和时间等进行了规范。这些规范性要求在《循证针灸临床实践指南》制定中都得到了充分考量与完善。《规范》与《循证针灸临床实践指南》相辅相成，《规范》是《循证针灸临床实践指南》制定的指导，《循证针灸临床实践指南》又是《规范》适用性的验证实例。

《循证针灸临床实践指南》推荐等级主要采用世界卫生组织（WHO）等推荐的 GRADE（Grading of Recommendations Assessment，Development and Evaluation）系统，即推荐分级的评价、制定与评估的系统，其中推荐等级分为强推荐与弱推荐两级。强推荐的方案是估计变化可能性较小、个性化程度低的方案，而弱推荐方案则是估计变化可能性较大、个性化程度高、患者价值观差异大的方案。对于古代文献和名医经验的证据质量评价，目前课题组还在进一步研制中，《循证针灸临床实践指南》仅将古代文献和名医经验作为证据之一附列在现代证据之后，供《循证针灸临床实践指南》使用者参考。

2008 年，在 WHO 西太区的项目资助下，由中国中医科学院牵头、中国针灸学会标准化工作委员会组织完成了针灸治疗带状疱疹、贝尔面瘫、抑郁症、中风后假性球麻痹和偏头痛 5 种病症的指南研制工作。在这 5 种病症的指南研制过程中，课题组初步提出了《循证针灸临床实践指南》的研究方法和建议，建立了《循证针灸临床实践指南》的体例、研究模式与技术路线。2010 年 12 月，《临床病症中医临床实践指南·针灸分册》由中国中医药出版社正式出版发行。

2009 年至 2013 年，在国家中医药管理局立项支持下，中国针灸学会标准化工作委员会又先后分 3 批启动了 15 种病症的指南研制工作。为了保证《循证针灸临床实践指南》高质量地完成，在总课题组的组织下，由四川大学华西医院吴泰相教授在京举办 2 次 GRADE 方法学培训会议，全国 11 家临床及科研单位的 100 多位学员接受了培训。随后，总课题组又组织了 15 个疾病临床指南制定课题组和 1 个方法学课题组中的 17 位研究人员，赴华西医院循证医学中心接受了为期 3 个月的 Meta 分析和 GRADE 方法学专题培训，受训研究人员系统学习并掌握了 GRADE 系统证据质量评价和推荐意见形成的方法。

本次出版的《循证针灸临床实践指南》共有 20 个部分，包括对 2010 年版 5 部分指南的修订再版和2013年完成的15部分指南的首次出版。《循证针灸临床实践指南》的适用对象为从事针灸临床与科研的专业人员。

《循证针灸临床实践指南》的证据质量分级和推荐强度等级如下：

◇证据质量分级

证据质量高：A

证据质量中：B

证据质量低：C

证据质量极低：D

◇推荐强度等级

支持使用某项干预措施的强推荐：1

支持使用某项干预措施的弱推荐：2

《循证针灸临床实践指南》的编写，凝聚着全国针灸标准化科研人员和管理人员的辛勤汗水，是参与研制各方集体智慧的结晶，是辨证论治的个体化诊疗模式与循证医学有机结合的创造性探索。《循证针灸临床实践指南》在研制过程中，得到了兰州大学循证医学中心杨克虎教授、陈耀龙博士以及北京大学循证医学中心詹思延教授在方法学上的大力支持和帮助，在此深表感谢。同时，还要感谢国家中医药管理局政策法规与监督司领导的热心指导与大力支持，感谢各位专家的通力合作。此外，在《循证针灸临床实践指南》的出版过程中，中国中医药出版社表现出了很高的专业水平，在此一并致谢。

摘　要

1　治疗原则

针灸治疗该病的优势和特点：止痛快，可以缓解麻木症状。急性期以疏风散寒、活血止痛为原则；缓解期以疏经通络、散结止痛为主要治疗原则；恢复期以益气活血、补益肝肾为原则。取穴以局部取穴为主，局部取穴与远端取穴相结合。采用毫针刺法、电针为主的综合治疗方法。

2　主要推荐意见

推荐意见	推荐级别
急性期	
（1）毫针刺法对神经根型颈椎病所致的上肢麻木、酸胀、疼痛均有明显的改善作用，推荐采用毫针刺法结合 TDP 照射治疗	强推荐
（2）结合电针可增强针刺疗效，对疼痛、手麻症状明显的患者，推荐在毫针刺法的基础上加用电针	强推荐
（3）对疼痛剧烈的患者，可在毫针刺法的基础上，加用刺络拔罐或者相应井穴刺血，但对年老、体虚者慎用	弱推荐
（4）对以椎周软组织局部粘连为主要病理改变，以“疼痛、手麻”为主症者，推荐使用针刀治疗	强推荐
缓解期和恢复期	
（1）对辨证属“虚”“寒”，疾病分期在缓解期和恢复期，以“酸沉”为主要症状的神经根型颈椎病患者，可在毫针刺法的基础上加用温针疗法	弱推荐
（2）对病程长久、反复发作的患者，可使用热敏灸	弱推荐
（3）穴位注射疗法单次治疗时间较短且一次治疗后作用时间较长，对于不能保证长时间治疗的门诊患者，可选用穴位注射疗法	弱推荐
（4）对以椎周软组织局部粘连为主要病理改变，以“酸沉”为主要症状的缓解期、恢复期患者，推荐采用针刀治疗	强推荐
疾病各期	
耳针疗法适用于神经根型颈椎病各期，加用耳针治疗可增强疗效，尤其适用于不能耐受针刺等强刺激的患者	弱推荐

简　介

《循证针灸临床实践指南：神经根型颈椎病》（以下简称《指南》）简介如下：

1　本《指南》制定的目标

本《指南》旨在为临床医生提供治疗神经根型颈椎病高效率的治疗方案。

2　本《指南》制定的目的

规范神经根型颈椎病的针灸治疗方案，提高临床疗效，为临床治疗神经根型颈椎病提供可靠证据，确保治疗的安全性和有效性。包括：确定神经根型颈椎病的针灸诊治原则；提出神经根型颈椎病的针灸推荐方案及相关证据；明确神经根型颈椎病的针灸治疗操作方法及注意事项。

《指南》使用时应考虑到各地区的特殊性。

3　本《指南》的适用人群

本《指南》的适用人群主要为执业（助理）医师（包括经规范中医药培训的临床类别医师）、护理人员、患者、医学院校从事中医药教育的老师和学生、中医药科研机构相关人员。

本《指南》应用的目标环境包括国内各级医院针灸科门诊部或住院部、有针灸专业医师的基层医院、各针灸相关的科研及评价机构。

4　本《指南》适用的疾病范围

神经根型颈椎病患者或者以神经根型为主要证型的混合型颈椎病患者，不限年龄。

概　述

1　定义

参照“国家中医药管理局医政司印发的项痹病（神经根型颈椎病）诊疗方案”：项痹病（神经根型颈椎病）是由于颈椎间盘、颈椎钩椎关节或关节突关节增生、肥大的骨刺向侧方突出，刺激或压迫相应水平的神经根，并出现一系列相应节段的神经根刺激或功能障碍的临床表现，其临床症状以颈肩背部疼痛、上肢及手指的放射性疼痛、麻木、无力为主的疾病。中医可归于痹证、颈项强痛、颈肩痛、肩背手臂痛、颈痛、项痛、颈项强急等。

西医病名：颈椎病（神经根型）（ICD－10 编码：M47.221＋G55.2＊）

中医病名：项痹病（TCD 编码：BGS000）

2　发病率及人群分布情况

在 WHO 公布的《全球十大顽疾》中，颈椎病仅次于心脑血管病而位居第二。全球患病人数高达 9 亿。美国每年颈椎病的疾病负担达 50 亿美元。中国有 2 亿左右的患者，患病率为 7.3%[1]。每年用在颈椎病治疗上的费用达 5 亿元人民币。据调查，我国 30 岁以上的人群中，颈椎病的发病率为 10% 左右，40～50 岁为 25%，50～70 岁则在 50% 以上[2]，70 岁以上的发病率几乎是 100%。可见，本病与年龄密切相关，是中老年人的常见病、多发病。随着社会竞争的日益激烈，伏案工作时间的延长，颈椎病呈低龄化趋势。有报道称其患病率在某些职业病中可高达 90% 以上[3]。公务员人群中颈椎病的患病率高达 50.36%，而普通人群也占 46.35%[4]。2008 年国际骨科学术研讨会上介绍，长期伏案工作者颈椎病的发病几率是非低头工作人群的 4～6 倍，而且年轻患者正以每年约 10% 的比例迅速攀升。而神经根型颈椎病占颈椎病患病的 60% 左右，是临床最常见的类型[2]。

临床特点

1　病史

神经根型颈椎病多为原发病，慢性起病，多与长期伏案工作有关。或与高枕睡眠等不良生活习惯及居所寒冷潮湿等因素有关。可因劳累和感受风寒而急性发作，也可无明显诱因，患者一般以渐感颈肩臂疼痛、手麻无力等症状而就诊。30 岁以后，随着颈椎椎间盘组织的退行性变，发病率增高。随着年龄的增长，如不改变不良的工作和生活状态并及时治疗，可反复发作，且有逐渐加重的趋势。

2　临床表现

参照中国康复医学会颈椎病专业委员会《颈椎病诊治与康复指南（2010 版）》：

颈痛和颈部发僵，常常是最早出现的症状。有些患者还有肩部及肩胛骨内侧缘疼痛。

上肢放射性疼痛或麻木。这种疼痛和麻木沿着受累神经根的走行和支配区放射，具有特征性，因此称为根型疼痛。疼痛或麻木可以呈发作性，也可以呈持续性。有时症状的出现与缓解和患者颈部的位置和姿势有明显的关系。颈部活动、咳嗽、喷嚏、用力及深呼吸等，可以造成症状的加重。

患侧上肢感觉沉重、握力减退，有时出现持物坠落。可有血管运动神经的症状，如手部肿胀等。晚期可以出现肌肉萎缩。

临床检查：颈部僵直，活动受限。患侧颈部肌肉紧张，棘突、棘突旁、肩胛骨内侧缘以及受累神经根所支配的肌肉有压痛。椎间孔部位出现压痛并伴上肢放射性疼痛或麻木，或者使原有症状加重，具有定位意义。椎间孔挤压试验阳性，臂丛神经牵拉试验阳性。仔细、全面的神经系统检查有助于定位诊断。

诊断标准

1 西医诊断标准及分期

1.1 诊断标准

与病变节段相一致的根性症状与体征。

压颈试验或臂丛牵拉试验阳性。

影像学所见与临床表现相一致。

痛点封闭无显著疗效。

除外颈椎外病变（如胸廓出口综合征、网球肘、腕管综合征、肘管综合征、肩周炎等）。

1.2 疾病分期

1.2.1 急性期

临床主要表现为颈肩部疼痛，颈椎活动受限，稍有活动即可使颈肩臂部疼痛加重，疼痛剧烈时难以坐卧，被迫以健肢拖住患肢，影响睡眠。

1.2.2 缓解期

临床主要表现为颈僵，颈肩背部酸沉，颈椎活动受限，患肢窜麻疼痛，可以忍受。

1.2.3 康复期

颈肩部及上肢麻痛症状消失，但颈肩背及上肢酸沉症状仍存，受凉或劳累后症状加重。

2 中医诊断标准及分型

参照“国家中医药管理局医政司印发的项痹病（神经根型颈椎病）诊疗方案”：

2.1 风寒痹阻证

颈、肩、上肢窜痛麻木，以痛为主，头有沉重感，颈部僵硬，活动不利，恶寒畏风。舌淡红，苔薄白，脉弦紧。

2.2 血瘀气滞证

颈肩部、上肢刺痛，痛处固定，伴有肢体麻木。舌质暗，脉弦。

2.3 痰湿阻络证

头晕目眩，头重如裹，四肢麻木，纳呆。舌暗红，苔厚腻，脉弦滑。

2.4 肝肾不足证

眩晕头痛，耳鸣耳聋，失眠多梦，肢体麻木，面红目赤。舌红少苔，脉弦。

2.5 气血亏虚证

头晕目眩，面色苍白，心悸气短，四肢麻木，倦怠乏力。舌淡苔少，脉细弱。

针灸治疗概况

由于神经根型颈椎病的发生同劳损和颈椎间盘退变、骨质增生等因素有关，目前尚无十分有效的治疗方法。目前对神经根型颈椎病的治疗，多采用牵引、理疗、制动、药物等保守治疗方法。

针灸疗法是目前治疗神经根型颈椎病的主要疗法之一。神经根型颈椎病也是针灸疗法所治疾病的主要优势病种。神经根型颈椎病属于中医“颈痹”的范畴。中医学认为，颈痹多由肝肾不足或慢性劳损，精血不能濡养筋骨，局部脉络空虚，复感风寒湿邪，营卫气血运行不畅，经脉闭阻不通所致。

1 现代文献

2009年，国内关于针刺与牵引治疗神经根型颈椎病疗效比较的系统评价[5]显示：针刺治疗神经根型颈椎病是有效的，在有效率和改善疼痛方面对照牵引疗法具有一定的优势；牵引疗法配合针刺治疗，能够增强疗效。

现代针灸治疗神经根型颈椎病的文献大约涉及多种疗法：针刺、电针、灸法、穴位贴敷、穴位注射、耳穴压丸、放血疗法、拔罐、刮痧、埋线等，以及上述疗法的联合治疗或综合运用。

2 古代文献

古代针灸治疗颈痹，主要方法为针刺和灸法。取穴多为局部阿是穴、膀胱经穴。常用穴有风池、风府、大椎、后溪、玉枕、脑户、消泺、少海、曲池、手三里等。

3 名医经验

现代名医治疗神经根型颈椎病，多以多种针灸疗法结合为主，并配合药物注射、牵引等治疗方法，以增强疗效，达到急性期迅速缓解患者疼痛、麻木等症状，缓解期改善症状和减少复发的目的。

针灸治疗和推荐方案

1 针灸治疗的原则和方法

1.1 针灸治疗原则

针灸治疗该病的优势和特点：止痛快，可以缓解麻木症状。急性期以疏风散寒、活血止痛为原则；缓解期以疏经通络、散结止痛为主要治疗原则；恢复期以益气活血、补益肝肾为原则。

1.2 选穴处方

选穴以局部取穴为主，局部取穴与远端取穴相结合，采用针刺、电针为主的综合治疗方法。

颈夹脊穴：根据神经节段选取局部夹脊穴。

对症选穴：针对疼痛、手麻、无力、肌力减弱、肌肉萎缩等症状和体征进行对症选穴治疗。

局部选穴：针对痛点和阳性反应点选取阿是穴，疏散局部气血，通络止痛。

1.3 干预时机

针灸治疗神经根型颈椎病应尽早介入，能缩短病程，改善患者的预后情况。在神经根型颈椎病急性期、缓解期和恢复期进行针灸治疗，均有很好的改善症状的作用。

2 主要结局指标

重要性等级	临床专家讨论 （最佳疗效判定指标）	具体结果（测量指标）
关键结果 9	—	—
关键结果 8	总体生存质量	SF－36 健康量表（生存质量量表） 田中靖久积分（症状体征、工作生活能力） CASCS 颈椎病临床评价量表（症状体征、工作生活能力） QOL 生存质量评分
关键结果 7	复发情况 总体症状改善 局部疼痛情况	复发率 总体生存质量的各量表均有涵盖 McGill 疼痛评分（VAS、PRI、PPI）
重要结果 6	手麻情况 肌肉僵硬情况	臂丛牵拉试验或压头试验评分 斜方肌 Rauc 和 Aauc（静息状态肌张力、收缩状态肌张力）
重要结果 5	不良反应 卫生经济学评价	不良反应发生率 建议使用直接医疗费用或间接医疗费用进行评价
重要结果 4	—	—
不重要结果 3	—	—
不重要结果 2	血流变	血浆黏度、红细胞压积、红细胞聚集指数、血沉
不重要结果 1	—	—

3 注意事项

在检索到的文献中，未见到针灸治疗神经根型颈椎病禁忌证的明确记录和报道。针灸治疗神经根型颈椎病的禁忌证可参照针灸适应证和禁忌证的相关资料。

4 患者自我护理

平时应避免长时间伏案姿势工作，注意休息或者改变不良坐姿。

睡硬板床，避免长时间睡软床和高枕睡眠。

注意颈部保暖。

做一些适当的自我运动，包括颈部运动和摇动上肢等。

5 推荐方案

5.1 急性期

方案一：毫针刺法结合 TDP 照射

取穴：相应颈夹脊穴、肩胛部腧穴以及局部阿是穴。①主穴：颈夹脊、阿是穴、大椎、天柱、后溪、颈百劳。②对症配穴：肩胛酸胀明显者，加大杼、天宗；上肢前臂桡侧麻木者，加曲池、合谷、二间、三间；上肢前臂中部麻木者，加尺泽、阳池、关冲；上肢前臂尺侧麻木者，加小海、中渚。③辨证配穴：风寒闭阻，加风门、风府；血瘀气滞，加膈俞、合谷、太冲。

操作方法：夹脊穴直刺或向颈椎斜刺，施平补平泻法，使针感向项、肩部传导为佳；大椎穴和颈百劳穴直刺1～1.5寸，使针感向肩臂部传导；其余穴位按常规针刺。留针期间以TDP照射病变颈椎局部，留针40分钟左右。

疗程：针刺每日1次，6次为1个疗程，每隔1个疗程休息1天。一般治疗3～5个疗程。

『推荐』

> 推荐建议：以颈部不适、麻木、酸胀、疼痛症状为主症的患者，推荐采用毫针刺法结合TDP照射的治疗方法。[GRADE 1C]

解释：毫针刺法对神经根型颈椎病急性期麻木、酸胀、疼痛均有明显的改善作用，结合TDP照射效果更佳。有证据[6,7]显示，加用TDP照射治疗比单用毫针刺法在改善神经根型颈椎病急性期症状方面具有优势。

方案二：电针疗法

取穴：针刺得气后，选取主穴及阿是穴（压痛点、麻木部位等）中的2～3组连接电针。

操作方法：①波形选择：镇痛选择疏密波或密波；麻木选择疏密波。②刺激强度：以患者能耐受为度。③时间：30分钟。

疗程：每日1次，6次为1个疗程，每隔1个疗程休息1天。一般治疗3～5个疗程。

『推荐』

> 推荐建议：对疼痛、手麻症状明显的患者，推荐在毫针刺法的基础上加用电针。[GRADE 1C]

解释：证据[8-16]显示，结合电针较单纯针刺治疗神经根型颈椎病在改善根性疼痛、上肢麻木症状方面具有优势，尤其是镇痛疗效[12-15]方面。镇痛选择疏密波或密波以降低神经应激功能；麻木选择疏密波以促进组织代谢，改善组织营养。刺激强度则以患者能耐受的最高强度为准。电针刺激时间应短于针刺留针时间，每次刺激时间不宜过长。

方案三：刺血疗法

取穴：肩颈部阿是穴、上肢相应十二井穴。每次选取2～3穴。

操作方法：①刺络拔罐：局部消毒后，以三棱针点刺肩颈部阿是穴（痛点）后加拔罐，放出血液1～2mL。②井穴刺血：每次取患者疼痛麻木明显的十二井穴中的2～3穴，以三棱针点刺出血数滴，然后以棉球加压止血。

疗程：隔日1次，3次为1个疗程。疼痛缓解后停用。

『推荐』

> 推荐建议：对疼痛剧烈的患者，可在毫针刺法的基础上，加用刺络拔罐或者相应井穴刺血，但对年老、体虚者慎用。[GRADE 2C]

解释：有证据[17－20]显示，加用放血疗法，对神经根型颈椎病患者急性期发作的剧烈疼痛有明显的缓解作用。

方案四：针刀疗法

取穴：局部阿是穴——病变节段患侧椎旁小关节囊处和横突后结节及肩胛区压痛点或条索状结节处等阳性反应点。每次选3～4个治疗点。

操作方法：患者俯卧位或俯坐位，结合X线或CT，在施术阿是穴进行标记，常规皮肤消毒，铺洞巾，术者戴无菌手套。刀口线与脊柱纵轴一致进刀，达骨面后行纵行疏通3刀，再行横行剥离3刀，出针刀，压迫止血3分钟，用创可贴贴敷治疗点。

疗程：5天治疗1次，3次为1个疗程，每个治疗点只做一次针刀治疗。或可根据病情调整疗程。

注意事项：①不可在横突尖部的上、下方铲切，以免误伤脊神经和椎动脉。②须熟练掌握局部的解剖结构，在最大治疗效应下，减少神经、血管及其他软组织的损伤，避免盲目施术而造成不必要的损伤。③合并脊髓型颈椎病症状较重者，合并严重内脏疾病发作期者，施术部位有感染及肌肉坏死或深部有脓肿者，有出血倾向及凝血功能障碍者，施术部位有重要神经、血管或脏器难以避开者，严重骨质疏松患者，骨结核病患者，诊断不明确者，体质虚弱、高血压及晚期肿瘤患者，均应慎用针刀治疗。

『推荐』

> 推荐建议：对以椎周软组织局部粘连为主要病理改变，以“疼痛、手麻”为主症，或针刺治疗效果不佳者，推荐使用针刀治疗。[GRADE 1C]

解释：有证据[21－24]显示，针刀治疗可迅速缓解急性发作的症状。针刀疗法直接深入到病变的部位进行松解治疗，解决肌肉等组织慢性劳损后的粘连挛缩，在缓解神经的卡压症状方面具有优势。

5.2 缓解期和恢复期

方案一：温针疗法

取穴：肝俞、肾俞、足三里、风池、相应颈夹脊穴。

操作方法：患者俯坐位，温针灸常规操作，每次选取2～4穴，每穴施灸2壮。

疗程：每日1次，6次为1个疗程，每隔1个疗程休息1天。一般治疗3～5个疗程。

『推荐』

> 推荐建议：对辨证属“虚”“寒”，疾病分期在缓解期和恢复期，以“酸沉”为主要症状的神经根型颈椎病患者，可在毫针刺法的基础上加用温针疗法。[GRADE 2C]

解释：证据[25－27]显示，此法对证属“虚”“寒”，以“酸沉”为主要症状者疗效突出。

方案二：热敏灸法

取穴：在本病的热敏化高发区寻找热敏点。

操作方法：在探查到的每个热敏点，分别依次进行回旋灸、雀啄灸、往返灸、温和灸。具体步骤是：先行回旋灸2分钟，温热局部气血；继行雀啄灸1分钟，加强敏化；再行循经往返灸2分钟，激发经气；最后行温和灸发动感传，开通经络。施行温和灸直至热敏现象消失为一次施灸剂量。完成一次治疗的施灸时间因人而异，一般为10～120分钟不等，施灸时间以热敏点的热敏现象消失为度。

疗程：每日 1 次，10 次为 1 个疗程。

『推荐』

推荐建议：对病程长久、反复发作的患者，可使用热敏灸。但该疗法操作较为复杂，治疗时间较长，适用于能保证充足治疗时间的患者使用。[GRADE 2D]

解释：有证据[28]显示，热敏灸以热敏点作为针灸取穴部位，个体化治疗，精确掌握刺激点和灸量，较传统温针治疗疗效显著。尤其适用于对普通针灸刺激反应不明显的患者。但热敏灸疗法操作较为复杂，治疗时间较长，对于操作掌握不熟悉的医生和不能耐受的患者，不推荐使用。

方案三：穴位注射疗法

取穴：相应颈夹脊穴、肩胛部腧穴（天宗穴、曲垣穴等）或局部阿是穴。每次治疗取其中的 2～6 个腧穴（夹脊穴可取双侧）。

操作方法：建议按照《针灸技术操作规范第 6 部分：穴位注射》的要求进行。先配制注射液，患者取俯卧位或者坐位，在治疗穴位常规消毒后，施术者取注射器抽取注射液，根据选穴的不同，将针头斜刺或直刺进入皮下组织。待回抽无血后提插针头，至得气后将注射液缓慢推入 0.5～2mL。

疗程：同一组穴位两次注射间宜相隔 1～3 天；一个疗程的治疗次数取决于本病的性质及特点，以 3～10 次为宜。两个疗程间宜间隔 5～7 天。或可根据病情调整疗程。

『推荐』

推荐建议：穴位注射疗法单次治疗时间较短且一次治疗后作用时间较长，对于不能保证长时间治疗的患者，可选用穴位注射疗法。[GRADE 2D]

解释：有证据[29－31]显示，穴位注射结合了针刺和药物的共同作用，增强并延续了针刺的效能和药物对机体的作用，充分发挥了穴位和药物的共同治疗作用，对于改善颈肩部的微循环，解除局部肌肉的痉挛，消除局部无菌性炎症，消除神经根受刺激的诱因，均有很好的效果。穴位注射的药物作用可在一定程度上延长针刺效应时间，缩短每次治疗的时间。且该法对患者的经济负担较小，适用于不能保证长时间治疗的门诊患者及希望接受穴位注射疗法的患者使用。

方案四：针刀疗法

取穴、操作方法、疗程、注意事项均同急性期。

『推荐』

推荐建议：对以椎周软组织局部粘连为主要病理改变，以“酸沉”为主要症状的缓解期、恢复期患者，推荐采用针刀治疗。[GRADE 1C]

解释：证据[21－24]显示，针刀治疗不仅可迅速缓解急性发作的症状，还可减少复发，在远期疗效上具有优势。

5.3 疾病各期

方案：耳穴压丸

取穴：颈、颈椎、神门、皮质下、肾、耳尖、肩、肘、腕、指。

操作方法：王不留行籽 1 粒，置于 0.5cm×0.5cm 的胶布中央，分别贴于上述穴位（一般主穴 2～3 个，配穴 3 个交替选用），每次只贴一侧耳，隔日左右交替治疗。嘱患者每日自行按压 3～4 次，每次每穴按压 1 分钟，按压程度以患者耐受为度。

疗程：每周治疗 3 次，10 次为 1 个疗程。1 个疗程后休息 3～5 日，继续下一疗程的治疗。

『推荐』

推荐建议：耳针疗法适用于神经根型颈椎病各期，加用耳针治疗可增强疗效，尤其适用于不能耐受针刺等强刺激的患者。［GRADE 2C］

解释：证据[32-34]显示，在消炎、镇痛、延缓颈椎退行性改变方面配合耳针治疗，可增强针刺治疗的效果。疾病发展各期可配合使用耳针治疗。尤其对于不能耐受针刺等强刺激的患者，可单独使用耳针疗法。

参考文献

[1] 朱国文，王跃，傅建明．针刀闭合松解术配合金葡液治疗神经根型颈椎病临床研究［J］．中国中医骨伤科杂志，2007，15（3）：22 – 25.

[2] 葛宝丰，胥少汀，徐印坎．实用骨科学［M］．第 2 版．北京：人民卫生出版社，2001.

[3] 潘之清．实用脊柱病学［M］．济南：山东科技出版社，1998.

[4] 王立公．常双超．广州市中青年不同人群颈椎病发病率的调查研究［J］．中国疗养医学，2010，19（5）：473 – 474.

[5] 孙攀，杜元灏，熊俊，等．针刺与牵引治疗神经根型颈椎病疗效比较的系统评价［J］．光明中医，2009，（10）：1824 – 1830.

[6] 申军莲．针刺加 TDP 照射治疗神经根型颈椎病疗效观察［J］．白求恩军医学院学报，2008，6（3）：161.

[7] 张钢林，黄涛何，立群．电针加神灯治疗神经根型颈椎病 80 例［J］．福建中医药，2009，40（4）：14 – 15.

[8] 杨耀洲，王冲．电针治疗神经根型颈椎病的疗效评价［J］．中医药信息，2009，26（4）：69.

[9] 王远长，李同军，于志国．电针治疗神经根型颈椎病的疗效观察［J］．针灸临床杂志，2005，21（9）：30.

[10] 丁准镐．夹脊电针治疗神经根型颈椎病的临床研究［D］．南京：南京中医药大学，2009.

[11] 张芸，邱晓虎．电针治疗神经根型颈椎病 50 例［J］．福建中医药，2010，41（1）：35 – 36.

[12] 刘清华，杨淑平．电针为主综合治疗神经根型颈椎病 66 例［J］．四川中医，2010，28（1）：116 – 117.

[13] 余芳，张红星，黄国付．电针配合牵引及手法对神经根型颈椎病的镇痛效应［J］．中国康复，2009，24（5）：337.

[14] 陈戈．郄夹配穴电针治疗血瘀型神经根型颈椎病疗效研究［D］．广州：广州中医药大学，2008.

[15] 刘双岭，陈伊，姜海霞，等．夹脊电针治疗神经根型颈椎病 30 例［J］．针灸临床杂志，2010，26（4）：39 – 40.

[16] 赖荣显．电针治疗神经根型颈椎病的临床研究［D］．广州：广州中医药大学，2010.

[17] 邱晓虎，谢晓章，丰群．肘窝刺血加电针牵引治疗神经根型颈椎病疗效观察［J］．光明中医，2009，24（9）：1735 – 1736.

[18] 吴加勇，陈鸿钦，陈开珍，等．井穴放血配合刮痧牵引对神经根型颈椎病镇痛观察［J］．福建中医药，2010，41（4）：15 – 16.

[19] 刘刚．经络自血疗法治疗神经根型颈椎病 57 例［J］．针灸临床杂志，2010，26（11）：13 – 14.

[20] 包哈，申那顺布，包丽．针刺加牵引配合放血拔罐疗法治疗神经根型颈椎病的临床观察［J］．内蒙古民族大学学报，2005，20（1）：95 – 96.

[21] 职良喜，冯财旺，涂昌义．水针刀配合脊柱旋转复位法治疗神经根型颈椎病的随机对照试验［J］．中国骨伤，2008，21（6）：421 – 424.

[22] 钟吉富．针刀治疗神经根型颈椎病的临床研究［J］．科学之友，2007，（B）：125 – 126.

[23] 江洋．刃针治疗神经根型颈椎病疗效观察［J］．上海针灸杂志，2009，28（4）：222 – 223.

[24] 沈杰，李海林．针刀治疗颈椎病的现状［J］．江西中医学院学报，2002，14（1）：20 – 21.

[25] 贵树华，钟昌树．温针灸为主治疗神经根型颈椎病62例［J］．针灸临床杂志，2001，17（3）：35 – 36.
[26] 秦玉革．温针脊神经为主治疗神经根型颈椎病临床观察［J］．中国针灸，2010，30（2）：121 – 123.
[27] 陈粉扣，陈宁．雀啄刺法、温针治疗神经根型颈椎病66例［J］．针灸临床杂志，2003，19（2）：38 – 39.
[28] 谢炎烽，阮永队，宁晓军，等．热敏灸治疗神经根型颈椎病疗效对照研究［J］．中国针灸，2010，30（5）：379 – 381.
[29] 李晓昊，沈鹰徐，木创，等．天宗穴穴位注射治疗神经根型颈椎病35例疗效观察［J］．中国中医药科技，2009，(5)：406 – 407.
[30] 郭艳明，顾钧青，周帅，等．单穴注射治疗神经根型颈椎病疗效观察［J］．上海针灸杂志，2010，29（10）：650 – 651.
[31] 张唐法，张红星，王小丽，等．穴位注射颈夹脊穴治疗神经根型颈椎病的临床观察［J］．广州中医药大学学报，2007，24（2）：116 – 118.
[32] 贾春生，石晶，马小顺，等．耳针沿皮透穴刺法与耳针直刺法对颈型、神经根型颈椎病快速镇痛效应的比较研究［J］．针刺研究，2007，32（3）：186 – 189.
[33] 姚韧敏，丁晓东．耳穴压丸加推拿治疗神经根型颈椎病的疗效观察［C］．香港国际耳穴诊治暨美容保健研讨会论文集，2005.
[34] 姜玲珍，张莲瑛．电针加耳压治疗神经根型颈椎病47例［J］．上海针灸杂志，2001，20（3）：20 – 21.

附　录

1　本《指南》专家组成员和编写组成员

专家组成员

姓名	性别	职称	工作单位	课题中的分工
杨骏	男	主任医师	安徽省中医院	针灸古籍、现代专家经验、针灸临床专科指导
曹奕	女	主任医师	安徽中医药大学第二附属医院	指导指南推荐方案框架的确定及针灸专科指导
肖伟	女	主任医师	安徽中医药大学第二附属医院	指导适用人群的确定及结局指标重要性确定的指导
刘德春	男	主任医师	安徽中医药大学第二附属医院	指导适用人群的确定及中医骨伤专科指导
朱俊琛	男	主任医师	安徽中医药大学第二附属医院	中医骨伤专科指导及重要性确定的指导
吴泰相	男	教授	四川大学华西临床医学院	文献检索方法、系统评价方法及指南制定方法学指导
汤健	男	主任医师	安徽医科大学第一附属医院	骨伤专科指导
武松	男	副教授	安徽中医药大学	统计方法学指导

编写组成员

	姓名	性别	职称	工作单位	课题中的分工
组长	储浩然	男	主任医师	安徽中医药大学第二附属医院	课题负责人，总体设计，组织实施
秘书	胡进				协助组长组织联络，文档编辑，会议记录
起草组	胡进	男	医师	安徽中医药大学第二附属医院	文献检索，数据处理，系统评价，指南撰写
	孙奎	男	主任医师	安徽中医药大学第二附属医院	古代文献检索，文献质量评价
	宋阳春	男	主治医师	安徽中医药大学第二附属医院	现代专家文献检索，指南撰写
	龙晓娜	女	主治医师	安徽中医药大学第二附属医院	现代研究文献检索，文献质量评价
	李难	女	硕士研究生	安徽中医药大学	外文文献检索，翻译

2　临床问题

明确制定本《指南》的目的，即形成针灸治疗神经根型颈椎病最佳治疗方案的推荐，为患者提供最经济有效和最安全的治疗方案。围绕这个目的，我们综合考虑患者、干预措施、对照措施和结局指标四大要素，通过查阅文献、问卷调查、搜集病人意见、专家讨论等途径，最终形成以下临床关键问题：

针灸治疗颈椎病的目标人群包括哪些？

颈椎病的流行病学情况如何？神经根型颈椎病占到所有颈椎病患者的比例是多少？

颈椎病的治疗现状如何？针灸治疗颈椎病是否被广泛应用？

哪种类型的颈椎病患者最适合采用针灸治疗？哪些人群不宜采用针灸治疗？

针灸的最佳干预时机是什么时候？

针灸治疗手段多样，哪些方法疗效更好？

哪些方法更安全？

哪些方法更节省医疗成本？

多种针灸疗法结合的综合疗法是否更为有效？

哪些方法更容易被患者接受？

临床试验中，选择哪种干预作为对照观察针灸疗法的疗效更有意义？

哪些结局指标最能反映治疗结果？

3 疗效评价指标的分级

根据GRADE结局指标重要性分级方法，经专家、患者会议讨论形式，确定了神经根型颈椎病结局指标重要性分级结果：

重要性等级	临床专家讨论（最佳疗效判定指标）	具体结果（测量指标）
关键结果9	—	—
关键结果8	总体生存质量	SF－36健康量表（生存质量量表） 田中靖久积分（症状体征、工作生活能力） CASCS颈椎病临床评价量表（症状体征、工作生活能力） QOL生存质量评分
关键结果7	复发情况 总体症状改善 局部疼痛情况	复发率 总体生存质量的各量表均有涵盖 McGill疼痛评分（VAS、PRI、PPI）
重要结果6	手麻情况 肌肉僵硬情况	臂丛牵拉试验或压头试验评分 斜方肌Rauc和Aauc（静息状态肌张力、收缩状态肌张力）
重要结果5	不良反应 卫生经济学评价	不良反应发生率 建议使用直接医疗费用或间接医疗费用进行评价
重要结果4	—	—
不重要结果3	—	—
不重要结果2	血流变	血浆黏度、红细胞压积、红细胞聚集指数、血沉
不重要结果1	—	—

4 检索范围、检索策略和结果

4.1 现代研究文献的检索

4.1.1 检索式

中文数据库以“针”“灸”“针灸”“电针”“刺”“针刺”“穴”“穴位注射”“穴注”“穴位埋线”“穴位敷贴”“穴位贴敷”“罐”“痧”“放血”“耳”“耳穴”“耳压”“耳针”“神经根型颈椎病”为检索词。

英文数据库检索式：“acupuncture” OR “moxibustion” OR “electroacupuncture” OR “auricular acupuncture” OR “cupping” OR “point injection” OR “point application” OR “catgut－embedding therapy” AND “cervical spondylopathy of the nerve root type”.

4.1.2 数据库

中国知网，维普数据库，Pubmed，Embase，Cochranelibrary.

4.1.3 检索结果

按上述检索策略，排除重复和不符合纳入标准文献，最终检索出791篇文献，其中随机对照试验378篇，病例系列报告349篇，非随机对照试验55篇，个案报告7篇，系统评价2篇。对378篇RCT文献进行真实性电话确认，最终20篇RCT文献纳入系统评价。

4.2 现代专家专著的检索

对安徽中医药大学图书馆所藏现代专家专著进行手工检索，共检索出与针灸治疗颈椎病相关的论述专著25册：

著作	作者
《实用针灸经验处方手册》	杨元德
《针灸临证验案》	奚永江
《针灸案例荟萃》	卢天顺
《针灸临证经验集要》	黄瑜，庞勇，赵利华
《针灸名师临床笔记丛书·筋伤病证卷》	吴绪平
《关刺治疗》	黄丽萍
《吴炳煌针灸医案医论》	吴炳煌
《陆瘦燕医案医论集》	陆瘦燕
《盛氏针灸临床经验集》	盛氏，陈峰
《针灸名家医案解读》	王宏才
《杨甲三医案》	—
《薄智云验案》	—
《特诊特治颈椎病》	刘飞，蒋鸣福
《李军治疗颈椎病经验》	李军
《季远治疗椎动脉型颈椎病经验》	季远
《常振湘整体按摩治疗颈椎病经验》	常振湘
《夏惠明治疗椎动脉型颈椎病经验》	夏惠明
《孙书椿治疗颈椎病经验》	孙书椿
《周福贻论治颈椎病经验》	周福贻
《陈相明治疗颈椎病经验》	陈相明
《王秀英针灸治疗颈椎病经验》	王秀英
《郭焕章治疗颈椎病经验》	郭焕章
《郭维淮治疗颈椎病经验》	郭维淮
《诸方受治疗颈椎病经验》	诸方
《难病针灸精选》	张仁

4.3 中医古籍的检索

手工检索安徽中医药大学图书馆所藏中医古籍中与针灸治疗颈椎病相关的记载：

文献名称	相关记载
《针灸甲乙经》	邪客于足太阳之络
	头重项痛
	项强
	颈痛，项不得顾
	项背痛引颈
	颈椎不可左右顾
	头痛，项背急

续表

文献名称	相关记载
《针灸甲乙经》	颈项强，身寒，头不可以顾
	颈项强，身寒从胫起
	项强，寒热
	痉，项痛
	头重项痛，头中恶风
	头痛项急，不得倾倒
	头眩目痛，头半寒
	肩背颈痛，项急烦满
	颈痛
	颈项肩背痛，臂痿痹不仁
《针灸大成·百症赋》	项强多恶风
	两臂顽麻
《针灸大成·席弘赋》	手连肩痛
《针灸大成·通玄指要赋》	风伤项急
	头晕目眩
	头项痛
《针灸大成·玉龙歌》	头项强痛难回顾
《针灸大成·胜玉歌》	头项强急
《针灸大成·杂病穴法歌》	头风目眩项强
《针灸大成·肘后歌》	项强反张目直视
《针灸大成·头面门》	头项俱痛
	头痛项强，重不能举
	颈项强急
《针灸大成·手足腰腋门》	手臂麻木不仁
《针灸大成·杂病》	头眩，痰夹气，虚火动其痰
《针灸大成·治症总要》	手臂麻木不仁，寒湿相搏
《灵枢·杂病》	项痛不可挽仰
	项痛不可以顾
《素问》	邪客于足太阳之络
《素问·刺疟》	刺疟者……先项背痛者，先刺之
《素问·刺腰痛》	足太阳脉令人腰痛，引项脊尻背如重状，刺其郄中太阳正经出血
《素问·厥论》	少阳厥逆，机关不利，腰不可以行，项不可以顾；手太阳厥逆，耳聋泣出，项不可以顾，腰不可以俯仰，治主病者

续表

文献名称	相关记载
《素问·骨空论》	大风，颈项者，刺风府
	失枕在肩上横骨间，折使木俞臂，齐时正，灸脊中
《素问·缪刺论》	邪客于足太阳之络，令人头项肩痛，刺足小指爪甲上，与肉交者，不已，刺外踝下三痏，左取右，右取左
《灵枢·经筋》	足太阳之筋，其病小指支，跟肿痛，腘挛，脊反折，项筋急，肩不举
《灵枢·杂病》	项痛不可俯仰，刺足太阳，不可以顾，刺手太阳也
《针灸甲乙经》卷七	头项重痛，暂起僵仆……通天主之
	头项痛，息风，汗不出，凄厥恶寒……玉枕主之，项强，刺哑门
	颈痛，项不得顾，目泣出……喉痹，伛偻引项，筋挛不收，风池主之
	凄厥，寒热，项强，难以反顾，汗不出，陶道主之
	颈项痛，不可以俯仰，头痛……大杼主之
	项背痛引颈，魄户主之
	头目瞳子痛，不可以视，夹项强急，不可以顾，阳白主之
	头痛，项背急，消泺主之
	颈项强，身寒，后溪主之
	泄风汗出主腰，项急，不可以左右顾及俯仰，肩弛肘废……阳谷主之
	恶风，目眦烂赤，项不可以顾……束骨主之
	颈项强，腰脊不可以俯仰，眩晕，心痛，肩背相引，如从后触之状，身寒从胫起，京骨主之
	肩痛引项，寒热，缺盆中痛，汗不出，胸中热满，天髎主之
《备急千金要方》卷十八	喉痹，颈项强，肠挛，逆气……凡二十二病皆灸绝骨五十壮，穴在外踝上三寸
《备急千金要方》卷三十	少泽、前谷、后溪、阳谷、腕骨、昆仑、小海、攒竹主项强急痛，不可以顾
	消泺、本神、通天、强间、风府、哑门、天柱、风池、龈交、天冲、陶道、外丘、通谷、玉枕主项如拔，不可以左右顾
	天容、前谷、角孙、腕骨、支正主项肿，项痛不可以顾
	飞扬、涌泉、颔厌、后顶主颈项痛，历节汗出
	肩贞、关冲、肩髃主肩中热，头不可以顾
	支正、少海主热病，先腰胫酸，喜渴数饮食，身热，项痛而强，振寒寒热
《千金翼方》卷二十七	第一椎名大杼……主头项痛不得顾，胸中烦急，灸随年壮
《外台秘要》卷十九	脚气……头背项痛，随身痛即灸，不在正穴也
《外台秘要》卷三十九	天窗：肩痛引项，汗出
	中渚：疟，项痛
《太平圣惠方》卷九十九	大椎：痉，背膊闷，项强不得回顾
	玉枕：失枕，头重头痛
	魄户：背胛闷，无气力，劳损萎黄，五尸走疰，项强不得回顾

续表

文献名称	相关记载
《太平圣惠方》卷九十九	天牖：头风面肿，项强不得回转
《太平圣惠方》卷一百	脑室：癫狂病，身寒热，引项强急
	曲发（鬓）：颈项急强，不得顾引
	肩外俞：肩中痛，发寒热，引项急强，左右不顾
《铜人腧穴针灸图经》卷三	通天：颈项转侧难
	正营：头项偏痛
	头窍阴：项痛，引头目痛
	龈交：面赤，心烦痛，颈项急不得回顾
《铜人腧穴针灸图经》卷四	气舍：颈项强不得回顾
《铜人腧穴针灸图经》卷五	消泺：项痛，肩背急
	外丘：颈项痛，恶风寒
《圣济总录》卷一百九十三	章门：寒热邪气，夹项强
《西方子明堂灸经》卷四	天柱：项疼急
《西方子明堂灸经》卷六	前谷：颈项痛，鼻塞
《伤寒百证歌·第三十七证》	项强，当刺大椎间
《子午流注针经》卷下	小海为合肘上中，寒热风寒项头痛
	少海：头项痛时涕与笑，用一刺管惊人
	侠溪：寒热目赤颈项痛
《针经指南·流注通玄指要赋》	伤风项急，始求于风府
	头项强，承浆可得
	头项痛，拟后溪以安然
《针经指南·流注八穴》	外关：头项痛（小肠）
	后溪：伤寒项强或痛（膀胱）
《扁鹊神应针灸玉龙经·六十六穴治证》	前谷：伤风，发热无汗，项急背强
《扁鹊神应针灸玉龙经·磐石金直刺秘传》	挫枕项强，不能回顾，少商、承浆、后溪、委中
《扁鹊神应针灸玉龙经·针灸歌》	项强天井及天柱
	风伤项急风府寻，承浆治疗项难举
	头强项硬刺后溪
《济生拔萃》卷三	治伤寒在表，发热恶寒，头项痛，腰脊强，无汗，尺寸脉俱浮，宜刺于阳明经合谷二穴，依前法刺之。候遍体汗出即出针，此穴解表发汗大妙
	治头风面肿，项强不得回顾，刺手少阳经天牖二穴，不宜补亦不宜灸

续表

文献名称	相关记载
《神应经·头面部》	头强痛，颊车、风池、肩井、少海、后溪、前谷
	头项俱痛，百会、后顶、合谷
	头痛项强，重不能举，脊反折，不能反顾，承浆先泻后补，风府；面肿，项强，鼻生息肉，承浆（三分，推上复下）
	头项强急，风府
《神应经·胸背胁部》	背膊项急，大椎
《针灸大全·四总穴歌》	头项寻列缺
《针灸大全·千金十一穴歌》	胸项如有痛，后溪并列缺
《针灸大全》卷四	（足临泣）头项红肿疼痛，承浆一穴，风池两穴，肩井两穴，风府一穴
	（后溪）颈项强痛，不能回顾，承浆一穴，风池两穴，风府一穴
	（后溪）头项拘急，引肩背痛，承浆一穴，百会一穴，肩井两穴，中渚两穴
《杨敬斋针灸全书》下卷	束骨：头面项痛
《针灸聚英》卷一上	内关：虚则头强补之
《针灸聚英》卷一下	消泺：颈项强急肿痛
	角孙：头项强
	后顶：头项强急
《针灸聚英·肘后歌》	或患伤寒热未收，牙关风壅药难投，项强反张目直视，金针用意列缺
《针灸聚英·百症赋》	审他项强伤寒，温溜期门主之
	项强多恶风，束骨相连于天柱
	胸满项强，神藏璇玑已试
《针灸聚英·天元太乙歌》	项强肿痛屈伸难，更兼体腰背瘫，宜向束骨三里取，教君倾倒便开颜
《针灸聚英·西江月》	足临泣：头风痛肿项腮连
	外关：头项眉棱皆痛
	后溪：项强伤寒不解
《针灸聚英·六十六穴流注歌》	头项痛难忍，小海便宜针
	头风并项痛，通谷可回生
《医学入门·杂病穴法歌》	二陵二跻与二交，头项手足直相与
《医学纲目》卷二十一	假令头项痛，腰脊强，发热，恶寒，足太阳膀胱受病，当治阳井至阴是也
《医学纲目》卷二十七	肩、背、颈、项、腋前痛，与胸相引者，涌泉（一分见血，妙），前腋。又法：气舍、天髎、曲池、天井
《针灸大成·玉龙歌》	头项强痛难回顾，牙疼并作一般看，先两承浆明补泻，后针风府即时安
《针灸大成·胜玉歌》	头项强急承浆保

续表

文献名称	相关记载
《针灸大成》卷五	足少阳井：颈项瘿瘤强硬，疟生寒热
	项颈强疼：难转侧……腕骨、通里
	（后溪）头项强硬，承浆、风府、风池、合谷
	（申脉）颈项难转，后溪、合谷、承浆
《针灸大成》卷七	昔魏武帝患风伤项急，华佗治此穴（风府）得效
《针灸大成》卷八	中风头项急，不能回顾，风府（针）
《东医宝鉴·外形》卷二	项强，取承浆、风府
	颈项痛，取后溪
《针方穴集》卷五	（头）窍阴：项强，颔痛
	风池：颈项强急
	颔厌：颈项强急
	翳风：项强
	渊液：肩、项、缺盆痛
	跗阳：头、项、背、膂、髀枢、膝、胫皆痛，反张
《针方穴集》卷六	承浆：颈项强痛，牙齿虚疼，先泻后补
《类经图翼》八卷	阳辅：头项痛
	百会：头风肿痛，项痛
《循经考穴编·足阳明经》	颊车：腮颊肿，颈项疼
	缺盆：项强咽肿
《循经考穴编·手太阳经》	秉风：项强不得回顾，腠理不得致密，风邪易入，咳嗽顽痰
	天髎：项筋强急，项肿大
《循经考穴编·手少阳经》	肩井：颈项强
《循经考穴编·督脉》	灵台：背痛项强，骨蒸劳祭
	脑户：主颈项强痛
《医宗金鉴》卷七十九	胃经原络应刺病，项膺股衍足跗疼，膀胱原络应刺痛，目眦泪出头项疼
《医宗金鉴》卷八十九	前谷：颈项颊肿，引耳疼痛
《针灸逢源》卷五	头面颈项四肢风，后溪申脉当详核，二穴督脉阳跻过，兼属夫妻自和悦
《针灸策成》卷二	项强，风门、肩井、风池、昆仑、天柱、风府、绝骨，详其经络治之，兼针阿是穴，随痛随针之法，详在于手臂酸痛之部，能行则无不神效
	项强目瞑，风门、委中、太冲、内庭、下三里、三阴交
《扁鹊神应针灸玉龙经·针灸歌两首》	风伤项急风府寻，头眩风池吾语汝
《古今医统大全·针灸直指·诸证针灸经穴》	肩臂痛，肩髃、曲池

5 文献质量评估结论

5.1 证据概要表（evidence profile，EP）

Author（s）：

Date：2011 - 08 - 15

Question：针刀 + 手法 VS 牵引 for 神经根型颈椎病

Settings：安徽省针灸医院

Bibliography：. 针灸疗法 for 神经根型颈椎病. Cochrane Database of Systematic Reviews [Year], Issue [Issue].

Quality assessment							Summary of findings					Importance
							No of patients		Effect		Quality	
No of studies	Design	Limitations	Inconsistency	Indirectness	Imprecision	Other considerations	针刀 + 手法 VS 牵引	control	Relative (95% CI)	Absolute		
症状评分症状量表（田中靖久）(follow - up mean 18 days)												
1	randomised trials	no serious limitations[1]	very serious[2]	serious[3]	serious[4]	reporting bias[5]	36/0 (0%)	36/0 (0%) 0%	RR -7.45 (-8.74 to -6.16)	0 more per 1000 (from 0 fewer to 0 fewer) 0 more per 1000 (from 0 fewer to 0 fewer)	⊕○○○ VERY LOW	CRITICAL
疼痛评分目测类比定级 VAS (follow - up mean 18 days; Better indicated by lower values)												
1	randomised trials	no serious limitations[1]	very serious[2]	serious[3]	serious[4]	reporting bias[5]	36	36	-	SMD 0.54 higher (0.07 to 1.01 higher)	⊕○○○ VERY LOW	CRITICAL
疼痛评分疼痛分级指数 PRI (Better indicated by lower values)												
1	randomised trials	no serious limitations[1]	very serious[2]	serious[3]	serious[4]	reporting bias[5]	36	36	-	MD 4.16 higher (1.73 to 6.59 higher)	⊕○○○ VERY LOW	CRITICAL
疼痛评分现有疼痛强度 PPI (Better indicated by lower values)												
1	randomised trials	no serious limitations[1]	very serious[2]	serious[3]	serious[3]	reporting bias[5]	36	36	-	MD 0.95 higher (0.3 to 1.6 higher)	⊕○○○ VERY LOW	CRITICAL
临床疗效总有效率《中药新药》												
1	randomised trials	no serious limitations[1]	very serious[2]	serious[3]	serious[4]	reporting bias[5]	34/36 (94.4%)	28/36 (77.8%) 77.8%	RR 1.21 (1 to 1.47)	163 more per 1000 (from 0 more to 366 more) 163 more per 1000 (from 0 more to 366 more)	⊕○○○ VERY LOW	CRITICAL

1 五个低风险，一个高风险，一个不清楚按针灸临床研究规范制定试验计划进行试验设计，设计很规范，少有设计缺陷。

2 存在病人对针刀和推拿操作接受程度不一致、针刀操作手法不一致等混杂因素，导致结果的易变性，即不一致性。

3 结合了推拿非针灸疗法的干预措施，针刀在治疗中所起的作用不明确，不能作为直接证据。

4 只有一个研究，合并样本量＝72＜400，但可信区间不包含无效线。
5 仅纳入一个研究，针刀研究出现的时间较短，存在仅报道阳性结果等风险。

Author（s）：储浩然
Date：2011－08－15
Question：针刀＋手法 VS 牵引＋电针 for 神经根型颈椎病
Settings：安徽省针灸医院
Bibliography：. 针灸疗法 for 神经根型颈椎病. Cochrane Database of Systematic Reviews［Year］, Issue［Issue］.

Quality assessment							Summary of findings						Importance
							No of patients		Effect		Quality		
No of studies	Design	Limitations	Inconsistency	Indirectness	Imprecision	Other considerations	针刀＋手法 VS 牵引＋电针	control	Relative（95% CI）	Absolute			
临床疗效总有效率《中医病症》													
1	randomised trials	very serious[1]	very serious[2]	serious[3]	serious[4]	reporting bias[5]	57/60（95%）	36/60（60%）	RR 1.58（1.28 to 1.96）	348 more per 1000（from 168 more to 576 more）	⊕○○○ VERY LOW		CRITICAL
								60%		348 more per 1000（from 168 more to 576 more）			

1 偏倚风险评估，四个高风险，一个低风险，两个不清楚，尤其是按就诊顺序随机，是半随机的 RCT 试验，存在严重的设计缺陷。
2 存在病人对针刀和推拿操作接受程度不一致、针刀操作手法不一致等混杂因素，导致结果的易变性，即不一致性。
3 结合了推拿非针灸疗法的干预措施，针刀在治疗中所起的作用不明确，不能作为直接证据。
4 只有一个研究，合并样本量＝120＜300，但可信区间不包含无效线。
5 仅纳入一个研究，针刀研究出现的时间较短，存在仅报道阳性结果等风险。

Author（s）：储浩然
Date：2011－08－15
Question：针刺 VS 牵引 for 神经根型颈椎病
Settings：安徽省针灸医院
Bibliography：. 针灸疗法 for 神经根型颈椎病. Cochrane Database of Systematic Reviews［2011，Issue［Issue］.

Quality assessment							Summary of findings						
							No of patients		Effect		Quality	Importance
No of studies	Design	Limitations	Inconsistency	Indirectness	Imprecision	Other considerations	针刺 VS 牵引	control	Relative (95% CI)	Absolute		
临床疗效总有效率												
2	randomised trials	no serious limitations[1]	serious[2]	no serious indirectness[3]	no serious imprecision[4]	reporting bias[5]	182/186 (97.8%)	152/186 (81.7%)	RR 1.2 (1.11 to 1.29)	163 more per 1000 (from 90 more to 237 more)	⊕⊕○○ LOW	CRITICAL
								81.3%		163 more per 1000 (from 89 more to 236 more)		
临床疗效总有效率（随访三个月）												
1	randomised trials	no serious limitations	serious[2]	no serious indirectness[3]	no serious imprecision[6]	reporting bias[7]	139/150 (92.7%)	123/150 (82%)	RR 1.13 (1.04 to 1.23)	107 more per 1000 (from 33 more to 189 more)	⊕⊕○○ LOW	CRITICAL
								82%		107 more per 1000 (from 33 more to 189 more)		
颈臂疼痛 VAS 评分（Better indicated by lower values）												
1	randomised trials	no serious limitations[1]	serious[2]	no serious indirectness[3]	serious[8]	reporting bias[7]	36	36	–	MD 0.69 higher (0.13 to 1.25 higher)	⊕○○○ VERY LOW	IMPORTANT
斜方肌 Rauc（Better indicated by lower values）												
1	randomised trials	no serious limitations[1]	serious[2]	no serious indirectness[3]	serious[8]	reporting bias[7]	36	36	–	MD 1.27 higher (0.46 to 2.08 higher)	⊕○○○ VERY LOW	IMPORTANT
斜方肌 Aauc（Better indicated by lower values）												
1	randomised trials	no serious limitations[1]	serious[2]	no serious indirectness[3]	serious[8]	reporting bias[7]	36	36	–	MD 1.12 higher (0.37 to 1.87 higher)	⊕○○○ VERY LOW	IMPORTANT

1 无严重设计缺陷。
2 存在针刺操作手法、取穴不一致等混杂因素，导致结果的易变性（不稳定性）。
3 直接证据。
4 两个研究，合并总样本量＝372＞300，且可信区间不与等效线相交。
5 仅纳入两个研究。
6 一个研究，合并总样本量＝300，且可信区间不与等效线相交。
7 仅纳入一个研究。
8 一个研究，总样本量＝72＜400，但可信区间不与等效线相交。

Author（s）：

Date：2011－08－15

Question：穴位注射曲垣穴 VS 穴位注射夹脊穴 for 神经根型颈椎病

Settings：安徽省针灸医院

Bibliography：. 针灸疗法 for 神经根型颈椎病. Cochrane Database of Systematic Reviews［Year］, Issue［Issue］.

Quality assessment							Summary of findings					
							No of patients		Effect		Quality	Importance
No of studies	Design	Limitations	Inconsistency	Indirectness	Imprecision	Other considerations	穴位注射曲垣穴 VS 穴位注射夹脊穴	control	Relative (95% CI)	Absolute		
临床疗效总有效率《中医病症》												
1	randomised trials	serious[1]	serious[2]	no serious indirectness[3]	serious[4]	reporting bias[5]	57/60（95%）	42/60（70%）	RR 1.36（1.14 to 1.62）	252 more per 1000（from 98 more to 434 more）	⊕○○○ VERY LOW	CRITICAL
								70%		252 more per 1000（from 98 more to 434 more）		
CASCS 症状积分（Better indicated by lower values）												
1	randomised trials	serious[1]	serious[2]	no serious indirectness[3]	serious[6]	reporting bias[5]	60	60	–	SMD 1.66 lower（2.07 to 1.24 lower）	⊕○○○ VERY LOW	CRITICAL
CASCS 能力积分（Better indicated by lower values）												
1	randomised trials	serious[1]	serious[2]	no serious indirectness[3]	serious[6]	reporting bias[5]	60	60	–	MD 0.76 lower（1.1 to 0.42 lower）	⊕○○○ VERY LOW	CRITICAL
CASCS 体征积分（Better indicated by lower values）												
1	randomised trials	serious[1]	serious[2]	no serious indirectness[3]	serious[6]	reporting bias[5]	60	60	–	MD 6.65 lower（8.9 to 4.4 lower）	⊕○○○ VERY LOW	CRITICAL

1 缺少结果测量盲法的叙述，缺少有关脱失病例的叙述，缺少有关不良反应的叙述。
2 存在穴位注射操作手法、取穴、药物不一致等混杂因素，导致结果的易变性（不稳定性）。
3 直接证据。
4 一个研究，总样本量＝120＜300，但可信区间不与等效线相交。
5 仅纳入一个研究。
6 一个研究，总样本量＝120＜400，但可信区间不与等效线相交。

Author（s）：

Date：2011 - 08 - 15

Question：穴位注射 VS 电针 for 神经根型颈椎病

Settings：安徽省针灸医院

Bibliography：. 针灸疗法 for 神经根型颈椎病. Cochrane Database of Systematic Reviews [Year], Issue [Issue].

Quality assessment							Summary of findings					
							No of patients		Effect		Quality	Importance
No of studies	Design	Limitations	Inconsistency	Indirectness	Imprecision	Other considerations	穴位注射 VS 电针	control	Relative (95% CI)	Absolute		
临床疗效总有效率《中医病症》												
1	randomised trials	very serious[1]	serious[2]	no serious indirectness[3]	serious[4]	none[5]	34/35 (97.1%)	33/35 (94.3%)	RR 1.03 (0.93 to 1.14)	28 more per 1000 (from 66 fewer to 132 more)	⊕○○○ VERY LOW	CRITICAL
								94.3%		28 more per 1000 (from 66 fewer to 132 more)		
手麻症状评分（田中靖久）(Better indicated by lower values)												
1	randomised trials	very serious[1]	serious[2]	no serious indirectness[3]	serious[6]	reporting bias[5]	35	35	-	MD 0.1 higher (0.32 lower to 0.52 higher)	⊕○○○ VERY LOW	CRITICAL
生活能力评分（田中靖久）(Better indicated by lower values)												
1	randomised trials	very serious[1]	serious[2]	no serious indirectness[3]	serious[6]	reporting bias[5]	35	35	-	MD 0.5 higher (0.15 to 0.86 higher)	⊕○○○ VERY LOW	CRITICAL
臂丛牵拉试验或压头试验评分（Better indicated by lower values）												
1	no methodology chosen	-	-	-	-	none	35	35	-	MD 0.87 higher (0.5 to 1.24 higher)	-	-

1 按就诊顺序奇偶数随机分组的半随机对照试验，电话访问有脱落，但文章没报道，脱失病例未进入统计。无治疗组和患者的盲法。缺少结果测量盲法的叙述，缺少有关不良反应的叙述。

2 存在穴位注射操作手法、取穴、药物不一致等混杂因素，导致结果的易变性（不稳定性）。

3 直接证据。

4 一个研究，总样本量 = 70 < 300，且可信区间与等效线相交。

5 仅纳入一个研究。

6 一个研究，总样本量 = 70 < 400，但可信区间与等效线相交。

Author（s）:
Date：2011 - 08 - 15
Question：穴位注射 VS 牵引 for 神经根型颈椎病
Settings：安徽省针灸医院
Bibliography：. 针灸疗法 for 神经根型颈椎病. Cochrane Database of Systematic Reviews [Year], Issue [Issue].

Quality assessment							Summary of findings					Importance
							No of patients		Effect		Quality	
No of studies	Design	Limitations	Inconsistency	Indirectness	Imprecision	Other considerations	穴位注射 VS 牵引	control	Relative (95% CI)	Absolute		
临床疗效总有效率《中医病症》												
1	randomised trials	serious[1]	serious[2]	no serious indirectness[3]	serious[4]	reporting bias[5]	39/42 (92.9%)	30/40 (75%) 75%	RR 1.24 (1.02 to 1.51)	180 more per 1000 (from 15 more to 382 more) 180 more per 1000 (from 15 more to 382 more)	⊕○○○ VERY LOW	CRITICAL
疼痛评分目测类比定级 VAS (Better indicated by lower values)												
1	randomised trials	serious[1]	serious[2]	no serious indirectness[3]	serious[6]	reporting bias[5]	42	40	-	MD 1.07 higher (0.44 to 1.7 higher)	⊕○○○ VERY LOW	CRITICAL
疼痛评分疼痛分级指数 PRI (Better indicated by lower values)												
1	randomised trials	serious[1]	serious[2]	no serious indirectness[3]	serious[6]	reporting bias[5]	42	40	-	MD 0.82 higher (0.43 to 1.21 higher)	⊕○○○ VERY LOW	CRITICAL
疼痛评分现有疼痛强度 PPI (Better indicated by lower values)												
1	randomised trials	serious[1]	serious[2]	no serious indirectness[3]	serious[6]	reporting bias[5]	42	40	-	MD 0.92 higher (0.61 to 1.23 higher)	⊕○○○ VERY LOW	CRITICAL
疼痛评分选词阳性项目 (Better indicated by lower values)												
1	randomised trials	serious[1]	serious[2]	no serious indirectness[3]	serious[6]	reporting bias[5]	42	40	-	MD 0.48 higher (0.03 to 0.93 higher)	⊕○○○ VERY LOW	CRITICAL

1 未述分配隐藏，未述盲法，未述脱失，未述不良反应。
2 存在穴位注射操作手法、取穴、药物不一致等混杂因素，导致结果的易变性（不稳定性）。
3 直接证据。
4 一个研究，总样本量 = 82 < 300，但可信区间与等效线不相交。
5 仅纳入一个研究。
6 一个研究，总样本量 = 82 < 400，但可信区间与等效线不相交。

Author（s）:

Date：2011 –08 –15

Question：电针辨证取穴 + 电针夹脊穴 VS 电针夹脊穴 for 神经根型颈椎病

Settings：安徽省针灸医院

Bibliography：. 针灸疗法 for 神经根型颈椎病．Cochrane Database of Systematic Reviews［Year］, Issue［Issue］.

Quality assessment							Summary of findings					
							No of patients		Effect		Quality	Importance
No of studies	Design	Limitations	Inconsistency	Indirectness	Imprecision	Other considerations	电针辨证取穴 + 电针夹脊穴 VS 电针夹脊穴	control	Relative (95% CI)	Absolute		
临床疗效总有效率（段西峰）												
1	randomised trials	very serious[1]	serious[2]	no serious indirectness[3]	serious[4]	reporting bias[5]	53/58(91.4%)	47/60(78.3%)	RR 1.17 (1 to 1.36)	133 more per 1000 (from 0 more to 282 more)	⊕○○○ VERY LOW	CRITICAL
								78.3%		133 more per 1000 (from 0 more to 282 more)		
症状 + 体征评分（周学龙）(Better indicated by lower values)												
1	randomised trials	very serious[1]	serious[2]	no serious indirectness[3]	serious[6]	reporting bias[5]	58	60	–	MD 3.68 lower (4.12 to 3.24 lower)	⊕○○○ VERY LOW	NOT IMPORTANT

1 按就诊顺序奇偶数随机分组的半随机对照试验。未述分配隐藏，未述盲法，未述不良反应。
2 存在针刺手法、取穴、电针强度、波形等方面的混杂因素，导致结果的易变性（不稳定性）。
3 直接证据。
4 一个研究，总样本量 = 130 <300，且可信区间与等效线相交。
5 仅纳入一个研究。
6 一个研究，总样本量 = 130 <400，但可信区间与等效线不相交。

Author（s）:

Date：2011－08－15

Question：电针＋牵引＋锻炼 VS 电针＋牵引 for 神经根型颈椎病

Settings：安徽省针灸医院

Bibliography：. 针灸疗法 for 神经根型颈椎病. Cochrane Database of Systematic Reviews［Year］, Issue［Issue］.

Quality assessment							Summary of findings					
							No of patients		Effect		Quality	Importance
No of studies	Design	Limitations	Inconsistency	Indirectness	Imprecision	Other considerations	电针＋牵引＋锻炼 VS 电针＋牵引	control	Relative (95% CI)	Absolute		
临床疗效总有效率（自拟）												
1	randomised trials	no serious limitations[1]	serious[2]	serious[3]	serious[4]	reporting bias[5]	101/109 (92.7%)	90/109 (82.6%)	RR 1.12 (1.01 to 1.24)	99 more per 1000 (from 8 more to 198 more)	⊕○○○ VERY LOW	CRITICAL
								82.6%		99 more per 1000 (from 8 more to 198 more)		
CASCS 总积分（Better indicated by lower values）												
1	randomised trials	no serious limitations[1]	serious[2]	serious[3]	serious[6]	reporting bias[5]	109	109	-	MD 7.99 lower (8.95 to 7.03 lower)	⊕○○○ VERY LOW	CRITICAL
半年复发率												
1	randomised trials	no serious limitations[1]	serious[2]	serious[3]	serious[4]	reporting bias[5]	10/109 (9.2%)	28/109 (25.7%)	RR 0.36 (0.18 to 0.7)	164 fewer per 1000 (from 77 fewer to 211 fewer)	⊕○○○ VERY LOW	CRITICAL
								25.7%		164 fewer per 1000 (from 77 fewer to 211 fewer)		

1 随机数字表法分组，分配隐藏，盲法测评，无严重设计缺陷。
2 存在针刺取穴、电针强度、波形、牵引强度、锻炼方式、疗效判断不一致等方面的混杂因素，导致结果的易变性（不稳定性）。
3 结合了牵引、锻炼等非针灸疗法的干预措施，电针在治疗中所起的作用不明确，不能作为直接证据。
4 一个研究，总样本量＝218＜300，但可信区间与等效线不相交。
5 仅纳入一个研究。
6 一个研究，总样本量＝218＜400，但可信区间与等效线不相交。

Author（s）:

Date：2011 - 08 - 15

Question：电针 + 刮痧 VS 刮痧 for 神经根型颈椎病

Settings：安徽省针灸医院

Bibliography：. 针灸疗法 for 神经根型颈椎病. Cochrane Database of Systematic Reviews [Year], Issue [Issue].

Quality assessment							Summary of findings					Importance
							No of patients		Effect		Quality	
No of studies	Design	Limitations	Inconsistency	Indirectness	Imprecision	Other considerations	电针 + 刮痧 VS 刮痧	control	Relative (95% CI)	Absolute		
临床疗效总有效率（自拟）												
1	randomised trials	very serious[1]	serious[2]	no serious indirectness[3]	serious[4]	reporting bias[5]	40/42(95.2%)	35/42(83.3%)	RR 1.14 (0.98 to 1.33)	117 more per 1000 (from 17 fewer to 275 more)	⊕○○○ VERY LOW	CRITICAL
								83.3%		117 more per 1000 (from 17 fewer to 275 more)		

1 按就诊顺序奇偶数随机分组的半随机对照试验，电话访问有脱落，但文章没报道，脱失病例未进入统计。未述分配隐藏，未述盲法，未述不良反应。
2 存在针刺取穴、电针强度、波形、刮痧操作等方面的混杂因素，导致结果的易变性（不稳定性）。
3 直接证据。
4 一个研究，总样本量 = 126 < 300，且可信区间与等效线相交。
5 仅纳入一个研究。

Author（s）：

Date：2011－08－15

Question：电针＋刮痧 VS 电针 for 神经根型颈椎病

Settings：安徽省针灸医院

Bibliography：. 针灸疗法 for 神经根型颈椎病. Cochrane Database of Systematic Reviews［Year］，Issue［Issue］.

Quality assessment							Summary of findings					Importance
							No of patients		Effect		Quality	
No of studies	Design	Limitations	Inconsistency	Indirectness	Imprecision	Other considerations	电针＋刮痧 VS 电针	control	Relative (95% CI)	Absolute		
临床疗效总有效率（自拟）												
1	randomised trials	very serious[1]	serious[2]	no serious indirectness[3]	serious[4]	reporting bias[5]	40/42（95.2%）	36/42（85.7%）	RR 1.11 (0.97 to 1.28)	94 more per 1000（from 26 fewer to 240 more）	⊕○○○ VERY LOW	CRITICAL
								85.7%		94 more per 1000（from 26 fewer to 240 more）		

1 按就诊顺序奇偶数随机分组的半随机对照试验，电话访问有脱落，但文章没报道，脱失病例未进入统计。未述分配隐藏，未述盲法，未述不良反应。

2 存在针刺取穴、电针强度、波形、刮痧操作等方面的混杂因素，导致结果的易变性（不稳定性）。

3 直接证据。

4 一个研究，总样本量＝126＜300，且可信区间与等效线相交。

5 仅纳入一个研究。

Author（s）:

Date：2011 - 08 - 15

Question：贺氏针刺 VS 中成药内服 for 神经根型颈椎病

Settings：安徽省针灸医院

Bibliography：. 针灸疗法 for 神经根型颈椎病 . Cochrane Database of Systematic Reviews［Year］, Issue［Issue］.

Quality assessment							Summary of findings					Importance
							No of patients		Effect		Quality	
No of studies	Design	Limitations	Inconsistency	Indirectness	Imprecision	Other considerations	贺氏针刺 VS 中成药内服	control	Relative (95% CI)	Absolute		
临床疗效总有效率《中医病症》												
1	randomised trials	no serious limitations[1]	serious[2]	no serious indirectness[3]	serious[4]	reporting bias[5]	38/40（95%）	28/40（70%） 70%	RR 1.36（1.09 to 1.68）	252 more per 1000（from 63 more to 476 more） 252 more per 1000（from 63 more to 476 more）	⊕○○○ VERY LOW	CRITICAL
田中靖久积分（神经功能）(Better indicated by lower values)												
1	randomised trials	no serious limitations[1]	serious[2]	no serious indirectness[3]	serious[6]	reporting bias[5]	40	40	-	MD 3.47 lower（4.59 to 2.35 lower）	⊕○○○ VERY LOW	CRITICAL
疼痛评分（VAS）(Better indicated by lower values)												
1	randomised trials	no serious limitations[1]	serious[2]	serious[3]	serious[6]	reporting bias[5]	40	40	-	MD 2 higher（1.14 to 2.86 higher）	⊕○○○ VERY LOW	CRITICAL
血浆黏度（Better indicated by lower values）												
1	randomised trials	no serious limitations[1]	serious[2]	serious[3]	serious[7]	reporting bias[5]	40	40	-	MD 0.01 higher（0.15 lower to 0.17 higher）	⊕○○○ VERY LOW	NOT IMPORTANT
红细胞压积（Better indicated by lower values）												
1	randomised trials	no serious limitations[1]	serious[2]	no serious indirectness[3]	serious[7]	reporting bias[5]	40	40	-	MD 0.03 higher（0 to 0.06 higher）	⊕○○○ VERY LOW	NOT IMPORTANT
红细胞聚集指数（Better indicated by lower values）												
1	randomised trials	no serious limitations[1]	serious[2]	no serious indirectness[3]	serious[7]	reporting bias[5]	40	40	-	MD 0.05 lower（0.54 lower to 0.44 higher）	⊕○○○ VERY LOW	NOT IMPORTANT
血沉（Better indicated by lower values）												
1	randomised trials	no serious limitations[1]	serious[2]	no serious indirectness[3]	serious[7]	reporting bias[5]	40	40	-	MD 0.35 lower（4.75 lower to 4.05 higher）	⊕○○○ VERY LOW	NOT IMPORTANT

1 随机数字表法随机分组，分配隐藏，但未用盲法，无严重设计缺陷。

2 存在针刺取穴、手法、药物不一致等混杂因素，导致结果的易变性（不稳定性）。
3 直接证据。
4 一个研究，总样本量＝80＜300，但可信区间与等效线不相交。
5 仅纳入一个研究。
6 一个研究，总样本量＝80＜400，但可信区间与等效线不相交。
7 一个研究，总样本量＝80＜400，且可信区间与等效线相交。

Author（s）：
Date：2011－08－15
Question：经筋针刺＋经筋手法 VS 经穴电针＋经脉推拿 for 神经根型颈椎病
Settings：安徽省针灸医院
Bibliography：. 针灸疗法 for 神经根型颈椎病. Cochrane Database of Systematic Reviews［Year］，Issue［Issue］.

Quality assessment							Summary of findings					
							No of patients		Effect		Quality	Importance
No of studies	Design	Limitations	Inconsistency	Indirectness	Imprecision	Other considerations	经筋针刺＋经筋手法 VS 经穴电针＋经脉推拿	control	Relative（95% CI）	Absolute		
临床疗效总有效率《中医病症》												
1	randomised trials	serious[1]	serious[2]	serious[3]	serious[4]	reporting bias[5]	79/84（94%）	59/72(81.9%)	RR 1.15（1.02 to 1.3）	123 more per 1000（from 16 more to 246 more）	⊕○○○ VERY LOW	CRITICAL
								81.9%		123 more per 1000（from 16 more to 246 more）		

1 随机数字表法随机分组，但确定随机序列的人参与了纳入病例和治疗。未用盲法，未述分配隐藏，未述不良反应。
2 存在针刺取穴、手法、推拿操作不一致等混杂因素，导致结果的易变性（不稳定性）。
3 结合了手法非针灸疗法的干预措施，针刺在治疗中所起的作用不明确，不能作为直接证据。
4 一个研究，总样本量＝165＜300，但可信区间与等效线不相交。
5 仅纳入一个研究。

Author（s）:

Date：2011－08－15

Question：三段针刺 VS 常规针刺 for 神经根型颈椎病

Settings：安徽省针灸医院

Bibliography：. 针灸疗法 for 神经根型颈椎病. Cochrane Database of Systematic Reviews [Year], Issue [Issue].

Quality assessment							Summary of findings					
							No of patients		Effect		Quality	Importance
No of studies	Design	Limitations	Inconsistency	Indirectness	Imprecision	Other considerations	三段针刺 VS 常规针刺	control	Relative (95% CI)	Absolute		
临床疗效总有效率（92 会议）												
1	randomised trials	no serious limitations[1]	serious[2]	no serious indirectness[3]	serious[4]	reporting bias[5]	33/39(84.6%)	28/37(75.7%)	RR 1.12 (0.89 to 1.4)	91 more per 1000（from 83 fewer to 303 more）	⊕○○○ VERY LOW	CRITICAL
								75.7%		91 more per 1000（from 83 fewer to 303 more）		

1 随机数字表法随机分组，分配隐藏，脱失在 15% 以内，无严重设计缺陷。
2 存在针刺取穴、手法不一致等混杂因素，导致结果的易变性（不稳定性）。
3 直接证据。
4 一个研究，总样本量 = 80 < 300，且可信区间与等效线相交。
5 仅纳入一个研究。

Author (s):

Date: 2011 – 08 – 15

Question: 旁刺 VS 常规针刺 for 神经根型颈椎病

Settings: 安徽省针灸医院

Bibliography: . 针灸疗法 for 神经根型颈椎病. Cochrane Database of Systematic Reviews [Year], Issue [Issue].

Quality assessment							Summary of findings						Importance
							No of patients		Effect		Quality		
No of studies	Design	Limitations	Inconsistency	Indirectness	Imprecision	Other considerations	旁刺 VS 常规针刺	control	Relative (95% CI)	Absolute			
临床疗效总有效率《中医病症》													
1	randomised trials	very serious[1]	serious[2]	no serious indirectness[3]	serious[4]	reporting bias[5]	31/32 (96.9%)	27/34 (79.4%)	RR 1.22 (1.02 to 1.46)	175 more per 1000 (from 16 more to 365 more)	⊕○○○ VERY LOW		CRITICAL
								79.4%		175 more per 1000 (from 16 more to 365 more)			
一年复发率													
1	randomised trials	very serious[1]	serious[2]	no serious indirectness[3]	serious[6]	reporting bias[5]	3/32 (9.4%)	10/34 (29.4%)	RR 0.32 (0.1 to 1.05)	200 fewer per 1000 (from 265 fewer to 15 more)	⊕○○○ VERY LOW		CRITICAL
								29.4%		200 fewer per 1000 (from 265 fewer to 15 more)			

1 按就诊顺序奇偶数随机分组的半随机对照试验。未述分配隐藏，未述盲法，未述脱失情况，未述不良反应。
2 存在针刺取穴、手法不一致等混杂因素，导致结果的易变性（不稳定性）。
3 直接证据。
4 一个研究，总样本量 = 66 < 300，但可信区间与等效线不相交。
5 仅纳入一个研究。
6 一个研究，总样本量 = 66 < 300，且可信区间与等效线相交。

Author（s）:

Date：2011 – 08 – 15

Question：刃针 VS 电针 for 神经根型颈椎病

Settings：安徽省针灸医院

Bibliography：. 针灸疗法 for 神经根型颈椎病. Cochrane Database of Systematic Reviews［Year］, Issue［Issue］.

Quality assessment							Summary of findings					Importance
							No of patients		Effect		Quality	
No of studies	Design	Limitations	Inconsistency	Indirectness	Imprecision	Other considerations	刃针 VS 电针	control	Relative (95% CI)	Absolute		
临床疗效总有效率《中医病症》												
1	randomised trials	very serious[1]	serious[2]	serious[3]	serious[4]	reporting bias[5]	81/85(95.3%)	57/65(87.7%)	RR 1.09 (0.98 to 1.2)	79 more per 1000 (from 18 fewer to 175 more)	⊕○○○ VERY LOW	CRITICAL
								87.7%		79 more per 1000 (from 18 fewer to 175 more)		
临床疗效优良率												
1	randomised trials	very serious[1]	serious[2]	no serious indirectness[3]	serious[6]	reporting bias[5]	64/85(75.3%)	34/65(52.3%)	RR 1.44 (1.11 to 1.87)	230 more per 1000 (from 58 more to 455 more)	⊕○○○ VERY LOW	CRITICAL
								52.3%		230 more per 1000 (from 58 more to 455 more)		

1 按就诊顺序奇偶数随机分组的半随机对照试验，无法分配隐藏，无盲法，未述不良反应，存在严重设计缺陷。

2 存在病人对刃针和电针操作接受程度不一致、刃针操作手法不一致等混杂因素，导致结果的易变性（不稳定性）。

3 直接证据。

4 只有一个研究，总样本量 = 150 < 300，且可信区间与等效线相交。

5 仅纳入一个研究。

6 只有一个研究，总样本量 = 150 < 300，但可信区间与等效线不相交。

Author（s）:

Date：2011－08－15

Question：腹针＋电磁波 VS 腹针 for 神经根型颈椎病

Settings：安徽省针灸医院

Bibliography：. 针灸疗法 for 神经根型颈椎病. Cochrane Database of Systematic Reviews［Year］, Issue［Issue］.

Quality assessment							Summary of findings					
							No of patients		Effect		Quality	Importance
No of studies	Design	Limitations	Inconsistency	Indirectness	Imprecision	Other considerations	腹针＋电磁波 VS 腹针	control	Relative (95% CI)	Absolute		
临床疗效总有效率（临床疾病）												
1	randomised trials	no serious limitations[1]	serious[2]	serious[3]	serious[4]	reporting bias[5]	32/32(100%)	29/31(93.5%)	RR 1.07 (0.96 to 1.19)	65 more per 1000 (from 37 fewer to 178 more)	⊕○○○ VERY LOW	CRITICAL
								93.6%		66 more per 1000 (from 37 fewer to 178 more)		
疼痛评分（VAS）(Better indicated by lower values)												
1	randomised trials	no serious limitations[1]	serious[2]	serious[3]	serious[6]	reporting bias[5]	32	31	–	MD 1.49 higher (0.36 to 2.62 higher)	⊕○○○ VERY LOW	CRITICAL
疼痛评分（PRI）(Better indicated by lower values)												
1	randomised trials	no serious limitations[1]	serious[2]	serious[3]	serious[6]	reporting bias[5]	32	31	–	MD 3.7 higher (1.73 to 5.67 higher)	⊕○○○ VERY LOW	CRITICAL
疼痛评分（PPI）(Better indicated by lower values)												
1	randomised trials	no serious limitations[1]	serious[2]	serious[3]	serious[6]	reporting bias[5]	32	31	–	MD 1.41 higher (0.87 to 1.95 higher)	⊕○○○ VERY LOW	CRITICAL
疼痛评分（选词阳性项目）(Better indicated by lower values)												
1	randomised trials	no serious limitations[1]	serious[2]	serious[3]	serious[6]	reporting bias[5]	32	31	–	MD 1.43 higher (0.18 to 2.68 higher)	⊕○○○ VERY LOW	CRITICAL

1 随机数字表法随机分组，分配隐藏，无严重设计缺陷。
2 存在腹针取穴、操作手法、电磁波强度等混杂因素，导致结果的易变性（不稳定性）。
3 结合了电磁波非针灸疗法的干预措施，腹针在治疗中所起的作用不明确，不能作为直接证据。
4 只有一个研究，总样本量＝63＜300，且可信区间与等效线相交。
5 仅纳入一个研究。
6 只有一个研究，总样本量＝63＜400，但可信区间与等效线不相交。

Author (s):

Date: 2011 - 08 - 15

Question: 针刺颈椎病穴 VS 针刺夹脊穴 for 神经根型颈椎病

Settings: 安徽省针灸医院

Bibliography: . 针灸疗法 for 神经根型颈椎病. Cochrane Database of Systematic Reviews [Year], Issue [Issue].

Quality assessment							Summary of findings					Importance
							No of patients		Effect		Quality	
No of studies	Design	Limitations	Inconsistency	Indirectness	Imprecision	Other considerations	针刺颈椎病穴 VS 针刺夹脊穴	control	Relative (95% CI)	Absolute		
临床疗效总有效率《中医病症》												
1	randomised trials	serious[1]	serious[2]	no serious indirectness[3]	serious[4]	reporting bias[5]	38/40 (95%)	29/40(72.5%)	RR 1.31 (1.07 to 1.61)	225 more per 1000 (from 51 more to 442 more)	⊕○○○ VERY LOW	CRITICAL
								72.5%		225 more per 1000 (from 51 more to 442 more)		

1 随机数字表法随机分组，但未做到分配隐藏，未做到盲法操作，脱失超过20%，有不良反应但未报道。
2 存在针刺取穴、操作手法等混杂因素，导致结果的易变性（不稳定性）。
3 直接证据。
4 只有一个研究，总样本量 = 80 < 300，但可信区间与等效线不相交。
5 仅纳入一个研究。

Author（s）:

Date：2011 - 08 - 15

Question：新砭镰 VS 针刺 for 神经根型颈椎病

Settings：安徽省针灸医院

Bibliography：. 针灸疗法 for 神经根型颈椎病. Cochrane Database of Systematic Reviews［Year］, Issue［Issue］.

Quality assessment							Summary of findings					
							No of patients		Effect		Quality	Importance
No of studies	Design	Limitations	Inconsistency	Indirectness	Imprecision	Other considerations	新砭镰 VS 针刺	control	Relative（95% CI）	Absolute		
临床疗效总有效率《中医行标》												
1	randomised trials	no serious limitations[1]	serious[2]	no serious indirectness[3]	serious[4]	reporting bias[5]	107/109（98.2%）	106/108（98.1%）	RR 1（0.96 to 1.04）	0 more per 1000（from 39 fewer to 39 more）	⊕○○○ VERY LOW	CRITICAL
								98.2%		0 more per 1000（from 39 fewer to 39 more）		
疼痛疗效《临床疼痛治疗学》												
1	randomised trials	no serious limitations[1]	serious[2]	no serious indirectness[3]	serious[6]	reporting bias[5]	87/109（79.8%）	81/108（75%）	RR 1.06（0.92 to 1.23）	45 more per 1000（from 60 fewer to 173 more）	⊕○○○ VERY LOW	CRITICAL
								75%		45 more per 1000（from 60 fewer to 173 more）		

1 有返回式抽签随机分组，分配隐藏，无严重设计缺陷。
2 存在针刺取穴、新砭镰手法等方面的混杂因素，导致结果的易变性（不稳定性）。
3 直接证据。
4 只有一个研究，总样本量 = 217 < 300，且可信区间与等效线相交。
5 仅纳入一个研究。
6 只有一个研究，总样本量 = 217 < 400，且可信区间与等效线相交。

Author（s）:

Date：2011 –08 –15

Question：热敏灸 VS 针刺 for 神经根型颈椎病

Settings：安徽省针灸医院

Bibliography：. 针灸疗法 for 神经根型颈椎病. Cochrane Database of Systematic Reviews [Year], Issue [Issue].

Quality assessment							Summary of findings					
							No of patients		Effect		Quality	Importance
No of studies	Design	Limitations	Inconsistency	Indirectness	Imprecision	Other considerations	热敏灸 VS 针刺	control	Relative (95% CI)	Absolute		
临床疗效总有效率《中医病症》												
1	randomised trials	no serious limitations[1]	serious[2]	no serious indirectness[3]	serious[4]	reporting bias[5]	50/51 (98%)	43/48(89.6%)	RR 1.09 (0.99 to 1.21)	81 more per 1000 (from 9 fewer to 188 more)	⊕○○○ VERY LOW	CRITICAL
								89.6%		81 more per 1000 (from 9 fewer to 188 more)		
疼痛评分 PRI (Better indicated by lower values)												
1	randomised trials	no serious limitations[1]	serious[2]	no serious indirectness[3]	serious[6]	reporting bias[5]	51	48	–	MD 2.06 higher (0.33 to 3.79 higher)	⊕○○○ VERY LOW	CRITICAL

1 随机数字表法随机分组，分配隐藏，脱失不超过20%，无严重设计缺陷。
2 存在热敏灸取穴、操作方法等方面的混杂因素，导致结果的易变性（不稳定性）。
3 直接证据。
4 只有一个研究，总样本量 =160 <300，且可信区间与等效线相交。
5 仅纳入一个研究。
6 只有一个研究，总样本量 =160 <400，但可信区间与等效线不相交。

Author（s）:

Date：2011 - 08 - 15

Question：热敏灸 VS 悬起灸 for 神经根型颈椎病

Settings：安徽省针灸医院

Bibliography：. 针灸疗法 for 神经根型颈椎病. Cochrane Database of Systematic Reviews［Year］, Issue［Issue］.

Quality assessment							Summary of findings					
							No of patients		Effect		Quality	Importance
No of studies	Design	Limitations	Inconsistency	Indirectness	Imprecision	Other considerations	热敏灸 VS 悬起灸	control	Relative (95% CI)	Absolute		
临床疗效总有效率《中医病症》												
1	randomised trials	no serious limitations[1]	serious[2]	no serious indirectness[3]	serious[4]	reporting bias[5]	50/51（98%）	39/47（83%）	RR 1.18（1.03 to 1.35）	149 more per 1000（from 25 more to 290 more）	⊕○○○ VERY LOW	CRITICAL
								83%		149 more per 1000（from 25 more to 291 more）		
疼痛评分 PRI（Better indicated by lower values）												
1	randomised trials	no serious limitations[1]	serious[2]	no serious indirectness[3]	serious[6]	reporting bias[5]	51	47	-	MD 4 higher（2.16 to 5.84 higher）	⊕○○○ VERY LOW	CRITICAL

1 随机数字表法随机分组，分配隐藏，脱失不超过 20%，无严重设计缺陷。
2 存在热敏灸取穴、操作方法等方面的混杂因素，导致结果的易变性（不稳定性）。
3 直接证据。
4 只有一个研究，总样本量 = 160 < 300，但可信区间与等效线不相交。
5 仅纳入一个研究。
6 只有一个研究，总样本量 = 160 < 400，但可信区间与等效线不相交。

Author（s）:

Date：2011 – 08 – 15

Question：穴位敷贴 VS 安慰穴贴 for 神经根型颈椎病

Settings：安徽省针灸医院

Bibliography：. 针灸疗法 for 神经根型颈椎病 . Cochrane Database of Systematic Reviews［Year］, Issue［Issue］.

Quality assessment							Summary of findings					
							No of patients		Effect		Quality	Importance
No of studies	Design	Limitations	Inconsistency	Indirectness	Imprecision	Other considerations	穴位敷贴 VS 安慰穴贴	control	Relative (95% CI)	Absolute		
临床疗效总有效率《中医病症》												
1	randomised trials	serious[1]	serious[2]	no serious indirectness[3]	serious[4]	reporting bias[5]	55/60（91.7%）	40/60（66.7%）	RR 1.38 (1.13 to 1.67)	253 more per 1000（from 87 more to 447 more）	⊕○○○ VERY LOW	CRITICAL
								66.7%		253 more per 1000（from 87 more to 447 more）		

1 随机数字表法随机分组，但未述分配隐藏，未述盲法，未述不良反应。
2 存在穴位敷贴时间、取穴、药物组成等混杂因素，导致结果的易变性（不稳定性）。
3 直接证据。
4 只有一个研究，总样本量 =60 <300，但可信区间与等效线不相交。
5 仅纳入一个研究。

Author（s）:

Date：2011－08－15

Question：穴位敷贴 VS 针刺 for 神经根型颈椎病

Settings：安徽省针灸医院

Bibliography：. 针灸疗法 for 神经根型颈椎病. Cochrane Database of Systematic Reviews [Year], Issue [Issue].

Quality assessment							Summary of findings					
							No of patients		Effect		Quality	Importance
No of studies	Design	Limitations	Inconsistency	Indirectness	Imprecision	Other considerations	穴位敷贴 VS 针刺	control	Relative (95% CI)	Absolute		
临床疗效总有效率《中医病症》												
1	randomised trials	serious[1]	serious[2]	no serious indirectness[3]	serious[4]	reporting bias[5]	55/60(91.7%)	55/60(91.7%)	RR 1 (0.9 to 1.11)	0 fewer per 1000 (from 92 fewer to 101 more)	⊕○○○ VERY LOW	
								91.7%		0 fewer per 1000 (from 92 fewer to 101 more)		

1 随机数字表法随机分组，但未述分配隐藏，未述盲法，未述不良反应。
2 存在穴位敷贴时间、取穴、药物组成等混杂因素，导致结果的易变性（不稳定性）。
3 直接证据。
4 只有一个研究，总样本量＝60＜300，且可信区间与等效线相交。
5 仅纳入一个研究。

5.2 结果总结表（the summary of findings table，SoFs Table）。

针刀 + 手法 VS 牵引 for 神经根型颈椎病

Patient or population：patients with 神经根型颈椎病
Settings：安徽省针灸医院
Intervention：针刀 + 手法 VS 牵引

Outcomes	Illustrative comparative risks* （95% CI） Assumed risk	Corresponding risk	Relative effect （95% CI）	No of Participants （studies）	Quality of the evidence （GRADE）	Comments
	Control	针刀 + 手法 VS 牵引				
症状评分症状量表（田中靖久） Follow - up：mean 18 days	Study population		RR －7.45 （－8.74 to －6.16）	0 （1 study）	⊕⊝⊝⊝ very low[1,2,3,4,5]	
	0 per 1000	0 per 1000 （0 to 0）				
	Medium risk population					
	0 per 1000	0 per 1000 （0 to 0）				
疼痛评分目测类比定级 VAS Follow - up：mean 18 days		The mean 疼痛评分目测类比定级 VAS in the intervention groups was 0.54 standard deviations higher （0.07 to 1.01 higher）		72 （1 study）	⊕⊝⊝⊝ very low[1,2,3,4,5]	SMD 0.54 （0.07 to 1.01）
疼痛评分疼痛分级指数 PRI		The mean 疼痛评分疼痛分级指数 PRI in the intervention groups was 4.16 higher （1.73 to 6.59 higher）		72 （1 study）	⊕⊝⊝⊝ very low[1,2,3,4,5]	
疼痛评分现有疼痛强度 PPI		The mean 疼痛评分现有疼痛强度 PPI in the intervention groups was 0.95 higher （0.3 to 1.6 higher）		72 （1 study）	⊕⊝⊝⊝ very low[1,2,3,5]	
临床疗效总有效率《中药新药》	Study population		RR 1.21 （1 to 1.47）	72 （1 study）	⊕⊝⊝⊝ very low[1,2,3,4,5]	
	778 per 1000	941 per 1000 （778 to 1000）				
	Medium risk population					
	778 per 1000	941 per 1000 （778 to 1000）				

Continued

* The basis for theassumed risk (e. g. the median control group risk across studies) is provided in footnotes. The corresponding risk (and its 95% confidence interval) is based on the assumed risk in the comparison group and the relative effect of the intervention (and its 95% CI).

CI: Confidence interval; RR: Risk ratio;

GRADE Working Group grades of evidence
High quality: Further research is very unlikely to change our confidence in the estimate of effect.
Moderate quality: Further research is likely to have an important impact on our confidence in the estimate of effect and may change the estimate.
Low quality: Further research is very likely to have an important impact on our confidence in the estimate of effect and is likely to change the estimate.
Very low quality: We are very uncertain about the estimate.

1 五个低风险，一个高风险，一个不清楚按针灸临床研究规范制定试验计划进行试验设计，设计很规范，少有设计缺陷。
2 存在病人对针刀和推拿操作接受程度不一致、针刀操作手法不一致等混杂因素，导致结果的易变性，即不一致性。
3 结合了推拿非针灸疗法的干预措施，针刀在治疗中所起的作用不明确，不能作为直接证据。
4 只有一个研究，合并样本量 = 72 < 400，但可信区间不包含无效线。
5 仅纳入一个研究，针刀研究出现的时间较短，存在仅报道阳性结果等风险。

针刀 + 手法 VS 牵引 + 电针 for 神经根型颈椎病

Patient or population：patients with 神经根型颈椎病
Settings：安徽省针灸医院
Intervention：针刀 + 手法 VS 牵引 + 电针

Outcomes	Illustrative comparative risks* （95% CI）		Relative effect （95% CI）	No of Participants （studies）	Quality of the evidence （GRADE）	Comments
	Assumed risk	Corresponding risk				
	Control	针刀 + 手法 VS 牵引 + 电针				
临床疗效总有效率《中医病症》	Study population		RR 1.58 （1.28 to 1.96）	120 （1 study）	⊕⊖⊖⊖ very low[1,2,3,4,5]	
	600 per 1000	948 per 1000 （768 to 1000）				
	Medium risk population					
	600 per 1000	948 per 1000 （768 to 1000）				

* The basis for theassumed risk（e. g. the median control group risk across studies）is provided in footnotes. The corresponding risk（and its 95% confidence interval）is based on the assumed risk in the comparison group and the relative effect of the intervention（and its 95% CI）.

CI：Confidence interval；RR：Risk ratio；

GRADE Working Group grades of evidence
High quality：Further research is very unlikely to change our confidence in the estimate of effect.
Moderate quality：Further research is likely to have an important impact on our confidence in the estimate of effect and may change the estimate.
Low quality：Further research is very likely to have an important impact on our confidence in the estimate of effect and is likely to change the estimate.
Very low quality：We are very uncertain about the estimate.

1 偏倚风险评估，四个高风险，一个低风险，两个不清楚，尤其是按就诊顺序随机，是半随机的 RCT 试验，存在严重的设计缺陷。
2 存在病人对针刀和推拿操作接受程度不一致、针刀操作手法不一致等混杂因素，导致结果的易变性，即不一致性。
3 结合了推拿非针灸疗法的干预措施，针刀在治疗中所起的作用不明确，不能作为直接证据。
4 只有一个研究，合并样本量 = 120 < 300，但可信区间不包含无效线。
5 仅纳入一个研究，针刀研究出现的时间较短，存在仅报道阳性结果等风险。

针刺 VS 牵引 for 神经根型颈椎病

Patient or population：patients with 神经根型颈椎病
Settings：安徽省针灸医院
Intervention：针刺 VS 牵引

Outcomes	Illustrative comparative risks* （95% CI） Assumed risk Control	Corresponding risk 针刺 VS 牵引	Relative effect （95% CI）	No of Participants （studies）	Quality of the evidence （GRADE）	Comments
临床疗效总有效率	Study population		RR 1.2 （1.11 to 1.29）	372 （2 studies）	⊕⊕⊖⊖ low[1,2,3,4,5]	
	817 per 1000	980 per 1000 （907 to 1000）				
	Medium risk population					
	813 per 1000	976 per 1000 （902 to 1000）				
临床疗效总有效率（随访三个月）	Study population		RR 1.13 （1.04 to 1.23）	300 （1 study）	⊕⊕⊖⊖ low[2,3,6,7]	
	820 per 1000	927 per 1000 （853 to 1000）				
	Medium risk population					
	820 per 1000	927 per 1000 （853 to 1000）				
颈臂疼痛 VAS 评分		The mean 颈臂疼痛 VAS 评分 in the intervention groups was 0.69 higher （0.13 to 1.25 higher）		72 （1 study）	⊕⊖⊖⊖ very low[1,2,3,7,8]	
斜方肌 Rauc		The mean 斜方肌 Rauc in the intervention groups was 1.27 higher （0.46 to 2.08 higher）		72 （1 study）	⊕⊖⊖⊖ very low[1,2,3,7,8]	
斜方肌 Aauc		The mean 斜方肌 Aauc in the intervention groups was 1.12 higher （0.37 to 1.87 higher）		72 （1 study）	⊕⊖⊖⊖ very low[1,2,3,7,8]	

Continued

* The basis for theassumed risk (e. g. the median control group risk across studies) is provided in footnotes. The corresponding risk (and its 95% confidence interval) is based on the assumed risk in the comparison group and the relative effect of the intervention (and its 95% CI).

CI: Confidence interval; RR: Risk ratio;

GRADE Working Group grades of evidence
High quality: Further research is very unlikely to change our confidence in the estimate of effect.
Moderate quality: Further research is likely to have an important impact on our confidence in the estimate of effect and may change the estimate.
Low quality: Further research is very likely to have an important impact on our confidence in the estimate of effect and is likely to change the estimate.
Very low quality: We are very uncertain about the estimate.

1 无严重的设计缺陷。
2 存在针刺操作手法、取穴不一致等混杂因素，导致结果的易变性（不稳定性）。
3 直接证据。
4 两个研究，合并总样本量 =372 >300，且可信区间不与等效线相交。
5 仅纳入两个研究。
6 一个研究，合并总样本量 =300，且可信区间不与等效线相交。
7 仅纳入一个研究。
8 一个研究，总样本量 =72 <400，但可信区间不与等效线相交。

穴位注射曲垣穴 VS 穴位注射夹脊穴 for 神经根型颈椎病

Patient or population：patients with 神经根型颈椎病
Settings：安徽省针灸医院
Intervention：穴位注射曲垣穴 VS 穴位注射夹脊穴

Outcomes	Illustrative comparative risks* (95% CI) Assumed risk	Corresponding risk	Relative effect (95% CI)	No of Participants (studies)	Quality of the evidence (GRADE)	Comments
	Control	穴位注射曲垣穴 VS 穴位注射夹脊穴				
临床疗效总有效率《中医病症》	Study population		RR 1.36 (1.14 to 1.62)	120 (1 study)	⊕⊖⊖⊖ very low[1,2,3,4,5]	
	700 per 1000	952 per 1000 (798 to 1000)				
	Medium risk population					
	700 per 1000	952 per 1000 (798 to 1000)				
CASCS 症状积分		The mean CASCS 症状积分 in the intervention groups was 1.66 standard deviations lower (2.07 to 1.24 lower)		120 (1 study)	⊕⊖⊖⊖ very low[1,2,3,5,6]	SMD -1.66 (-2.07 to -1.24)
CASCS 能力积分		The mean CASCS 能力积分 in the intervention groups was 0.76 lower (1.1 to 0.42 lower)		120 (1 study)	⊕⊖⊖⊖ very low[1,2,3,5,6]	
CASCS 体征积分		The mean CASCS 体征积分 in the intervention groups was 6.65 lower (8.9 to 4.4 lower)		120 (1 study)	⊕⊖⊖⊖ very low[1,2,3,5,6]	

* The basis for theassumed risk (e.g. the median control group risk across studies) is provided in footnotes. The corresponding risk (and its 95% confidence interval) is based on the assumed risk in the comparison group and the relative effect of the intervention (and its 95% CI).

CI：Confidence interval；RR：Risk ratio；

GRADE Working Group grades of evidence
High quality：Further research is very unlikely to change our confidence in the estimate of effect.
Moderate quality：Further research is likely to have an important impact on our confidence in the estimate of effect and may change the estimate.
Low quality：Further research is very likely to have an important impact on our confidence in the estimate of effect and is likely to change the estimate.
Very low quality：We are very uncertain about the estimate.

1 缺少结果测量盲法的叙述，缺少有关脱失病例的叙述，缺少有关不良反应的叙述。

2 存在穴位注射操作手法、取穴、药物不一致等混杂因素，导致结果的易变性（不稳定性）。
3 直接证据。
4 一个研究，总样本量＝120＜300，但可信区间不与等效线相交。
5 仅纳入一个研究。
6 一个研究，总样本量＝120＜400，但可信区间不与等效线相交。

穴位注射 VS 电针 for 神经根型颈椎病

Patient or population：patients with 神经根型颈椎病
Settings：安徽省针灸医院
Intervention：穴位注射 VS 电针

Outcomes	Illustrative comparative risks*（95% CI） Assumed risk	Corresponding risk	Relative effect (95% CI)	No of Participants (studies)	Quality of the evidence (GRADE)	Comments
	Control	穴位注射 VS 电针				
临床疗效总有效率《中医病症》	Study population		RR 1.03 (0.93 to 1.14)	70 (1 study)	⊕⊖⊖⊖ very low[1,2,3,4,5]	
	943 per 1000	971 per 1000 (877 to 1000)				
	Medium risk population					
	943 per 1000	971 per 1000 (877 to 1000)				
手麻症状评分（田中靖久）		The mean 手麻症状评分（田中靖久）in the intervention groups was 0.1 higher (0.32 lower to 0.52 higher)		70 (1 study)	⊕⊖⊖⊖ very low[1,2,3,5,6]	
生活能力评分（田中靖久）		The mean 生活能力评分（田中靖久）in the intervention groups was 0.5 higher (0.15 to 0.86 higher)		70 (1 study)	⊕⊖⊖⊖ very low[1,2,3,5,6]	
臂丛牵拉试验或压头试验评分		The mean 臂丛牵拉试验或压头试验评分 in the intervention groups was 0.87 higher (0.5 to 1.24 higher)		70 (1 study)	See comment	

* The basis for theassumed risk (e. g. the median control group risk across studies) is provided in footnotes. The corresponding risk (and its 95% confidence interval) is based on the assumed risk in the comparison group and the relative effect of the intervention (and its 95% CI).

CI：Confidence interval；RR：Risk ratio；

Continued

GRADE Working Group grades of evidence
High quality: Further research is very unlikely to change our confidence in the estimate of effect.
Moderate quality: Further research is likely to have an important impact on our confidence in the estimate of effect and may change the estimate.
Low quality: Further research is very likely to have an important impact on our confidence in the estimate of effect and is likely to change the estimate.
Very low quality: We are very uncertain about the estimate.

1 按就诊顺序奇偶数随机分组的半随机对照试验，电话访问有脱落，但文章没报道，脱失病例未进入统计。无治疗组和患者的盲法。缺少结果测量盲法的叙述，缺少有关不良反应的叙述。
2 存在穴位注射操作手法、取穴、药物不一致等混杂因素，导致结果的易变性（不稳定性）。
3 直接证据。
4 一个研究，总样本量 =70 <300，且可信区间与等效线相交。
5 仅纳入一个研究。
6 一个研究，总样本量 =70 <400，但可信区间与等效线相交。

穴位注射 VS 牵引 for 神经根型颈椎病

Patient or population: patients with 神经根型颈椎病
Settings: 安徽省针灸医院
Intervention: 穴位注射 VS 牵引

Outcomes	Illustrative comparative risks* (95% CI)		Relative effect (95% CI)	No of Participants (studies)	Quality of the evidence (GRADE)	Comments
	Assumed risk	Corresponding risk				
	Control	穴位注射 VS 牵引				
临床疗效总有效率《中医病症》	Study population		RR 1.24 (1.02 to 1.51)	82 (1 study)	⊕⊖⊖⊖ very low[1,2,3,4,5]	
	750 per 1000	930 per 1000 (765 to 1000)				
	Medium risk population					
	750 per 1000	930 per 1000 (765 to 1000)				
疼痛评分目测类比定级 VAS		The mean 疼痛评分目测类比定级 VAS in the intervention groups was 1.07 higher (0.44 to 1.7 higher)		82 (1 study)	⊕⊖⊖⊖ very low[1,2,3,5,6]	
疼痛评分疼痛分级指数 PRI		The mean 疼痛评分疼痛分级指数 PRI in the intervention groups was 0.82 higher (0.43 to 1.21 higher)		82 (1 study)	⊕⊖⊖⊖ very low[1,2,3,5,6]	

Continued

疼痛评分现有疼痛强度 PPI	The mean 疼痛评分现有疼痛强度 PPI in the intervention groups was 0. 92 higher (0. 61 to 1. 23 higher)	82 (1 study)	⊕⊖⊖⊖ very low[1,2,3,5,6]
疼痛评分选词阳性项目	The mean 疼痛评分选词阳性项目 in the intervention groups was 0. 48 higher (0. 03 to 0. 93 higher)	82 (1 study)	⊕⊖⊖⊖ very low[1,2,3,5,6]

* The basis for theassumed risk (e. g. the median control group risk across studies) is provided in footnotes. The corresponding risk (and its 95% confidence interval) is based on the assumed risk in the comparison group and the relative effect of the intervention (and its 95% CI).

CI: Confidence interval; RR: Risk ratio;

GRADE Working Group grades of evidence
High quality: Further research is very unlikely to change our confidence in the estimate of effect.
Moderate quality: Further research is likely to have an important impact on our confidence in the estimate of effect and may change the estimate.
Low quality: Further research is very likely to have an important impact on our confidence in the estimate of effect and is likely to change the estimate.
Very low quality: We are very uncertain about the estimate.

1 未述分配隐藏，未述盲法，未述脱失，未述不良反应。
2 存在穴位注射操作手法、取穴、药物不一致等混杂因素，导致结果的易变性（不稳定性）。
3 直接证据。
4 一个研究，总样本量 = 82 < 300，但可信区间与等效线不相交。
5 仅纳入一个研究。
6 一个研究，总样本量 = 82 < 400，但可信区间与等效线不相交。

电针辨证取穴 + 电针夹脊穴 VS 电针夹脊穴 for 神经根型颈椎病

Patient or population: patients with 神经根型颈椎病
Settings: 安徽省针灸医院
Intervention: 电针辨证取穴 + 电针夹脊穴 VS 电针夹脊穴

Outcomes	Illustrative comparative risks* (95% CI)		Relative effect (95% CI)	No of Participants (studies)	Quality of the evidence (GRADE)	Comments
	Assumed risk	Corresponding risk				
	Control	电针辨证取穴 + 电针夹脊穴 VS 电针夹脊穴				
临床疗效总有效率（段西峰）	Study population		RR 1.17 (1 to 1.36)	118 (1 study)	⊕⊖⊖⊖ very low[1,2,3,4,5]	
	783 per 1000	916 per 1000 (783 to 1000)				
	Medium risk population					
	783 per 1000	916 per 1000 (783 to 1000)				
症状 + 体征评分（周学龙）		The mean 症状 + 体征评分（周学龙）in the intervention groups was 3.68 lower (4.12 to 3.24 lower)		118 (1 study)	⊕⊖⊖⊖ very low[1,2,3,5,6]	

* The basis for theassumed risk (e.g. the median control group risk across studies) is provided in footnotes. The corresponding risk (and its 95% confidence interval) is based on the assumed risk in the comparison group and the relative effect of the intervention (and its 95% CI).

CI: Confidence interval; RR: Risk ratio;

GRADE Working Group grades of evidence
High quality: Further research is very unlikely to change our confidence in the estimate of effect.
Moderate quality: Further research is likely to have an important impact on our confidence in the estimate of effect and may change the estimate.
Low quality: Further research is very likely to have an important impact on our confidence in the estimate of effect and is likely to change the estimate.
Very low quality: We are very uncertain about the estimate.

1 按就诊顺序奇偶数随机分组的半随机对照试验。未述分配隐藏，未述盲法，未述不良反应。
2 存在针刺手法、取穴、电针强度、波形等方面的混杂因素，导致结果的易变性（不稳定性）。
3 直接证据。
4 一个研究，总样本量 = 130 < 300，且可信区间与等效线相交。
5 仅纳入一个研究。
6 一个研究，总样本量 = 130 < 400，但可信区间与等效线不相交。

电针 + 牵引 + 锻炼 VS 电针 + 牵引 for 神经根型颈椎病

Patient or population：patients with 神经根型颈椎病
Settings：安徽省针灸医院
Intervention：电针 + 牵引 + 锻炼 VS 电针 + 牵引

Outcomes	Illustrative comparative risks* (95% CI) Assumed risk	Corresponding risk	Relative effect (95% CI)	No of Participants (studies)	Quality of the evidence (GRADE)	Comments
	Control	电针 + 牵引 + 锻炼 VS 电针 + 牵引				
临床疗效总有效率（自拟）	Study population		RR 1.12 (1.01 to 1.24)	218 (1 study)	⊕⊖⊖⊖ very low[1,2,3,4,5]	
	826 per 1000	925 per 1000 (834 to 1000)				
	Medium risk population					
	826 per 1000	925 per 1000 (834 to 1000)				
CASCS 总积分		The mean CASCS 总积分 in the intervention groups was 7.99 lower (8.95 to 7.03 lower)		218 (1 study)	⊕⊖⊖⊖ very low[1,2,3,5,6]	
半年复发率	Study population		RR 0.36 (0.18 to 0.7)	218 (1 study)	⊕⊖⊖⊖ very low[1,2,3,4,5]	
	257 per 1000	93 per 1000 (46 to 180)				
	Medium risk population					
	257 per 1000	93 per 1000 (46 to 180)				

* The basis for theassumed risk (e.g. the median control group risk across studies) is provided in footnotes. The corresponding risk (and its 95% confidence interval) is based on the assumed risk in the comparison group and the relative effect of the intervention (and its 95% CI).

CI：Confidence interval；RR：Risk ratio；

GRADE Working Group grades of evidence
High quality：Further research is very unlikely to change our confidence in the estimate of effect.
Moderate quality：Further research is likely to have an important impact on our confidence in the estimate of effect and may change the estimate.
Low quality：Further research is very likely to have an important impact on our confidence in the estimate of effect and is likely to change the estimate.
Very low quality：We are very uncertain about the estimate.

1 随机数字表法分组，分配隐藏，盲法测评，无严重的设计缺陷。
2 存在针刺取穴、电针强度、波形、牵引强度、锻炼方式、疗效判断不一致等方面的混杂因素，导致结果的易变性（不稳定性）。
3 结合了牵引、锻炼等非针灸疗法的干预措施，电针在治疗中所起的作用不明确，不能作为直接证据。
4 一个研究，总样本量＝218＜300，但可信区间与等效线不相交。
5 仅纳入一个研究。
6 一个研究，总样本量＝218＜400，但可信区间与等效线不相交。

电针＋刮痧 VS 刮痧 for 神经根型颈椎病

Patient or population：patients with 神经根型颈椎病
Settings：安徽省针灸医院
Intervention：电针＋刮痧 VS 刮痧

Outcomes	Illustrative comparative risks*（95% CI）		Relative effect（95% CI）	No of Participants（studies）	Quality of the evidence（GRADE）	Comments
	Assumed risk	Corresponding risk				
	Control	电针＋刮痧 VS 刮痧				
临床疗效总有效率（自拟）	Study population		RR 1.14（0.98 to 1.33）	84（1 study）	⊕⊖⊖⊖ very low[1,2,3,4,5]	
	833 per 1000	950 per 1000（816 to 1000）				
	Medium risk population					
	833 per 1000	950 per 1000（816 to 1000）				

* The basis for theassumed risk（e.g. the median control group risk across studies）is provided in footnotes. The corresponding risk（and its 95% confidence interval）is based on the assumed risk in the comparison group and the relative effect of the intervention（and its 95% CI）.

CI：Confidence interval；RR：Risk ratio；

GRADE Working Group grades of evidence
High quality：Further research is very unlikely to change our confidence in the estimate of effect.
Moderate quality：Further research is likely to have an important impact on our confidence in the estimate of effect and may change the estimate.
Low quality：Further research is very likely to have an important impact on our confidence in the estimate of effect and is likely to change the estimate.
Very low quality：We are very uncertain about the estimate.

1 按就诊顺序奇偶数随机分组的半随机对照试验，电话访问有脱落，但文章没报道，脱失病例未进入统计。未述分配隐藏，未述盲法，未述不良反应。
2 存在针刺取穴、电针强度、波形、刮痧操作等方面的混杂因素，导致结果的易变性（不稳定性）。
3 直接证据。
4 一个研究，总样本量＝126＜300，且可信区间与等效线相交。
5 仅纳入一个研究。

电针＋刮痧 VS 电针 for 神经根型颈椎病

Patient or population：patients with 神经根型颈椎病
Settings：安徽省针灸医院
Intervention：电针＋刮痧 VS 电针

Outcomes	Illustrative comparative risks*（95% CI）		Relative effect（95% CI）	No of Participants（studies）	Quality of the evidence（GRADE）	Comments
	Assumed risk	Corresponding risk				
	Control	电针＋刮痧 VS 电针				
临床疗效总有效率（自拟）	Study population		RR 1.11（0.97 to 1.28）	84（1 study）	⊕⊖⊖⊖ very low[1,2,3,4,5]	
	857 per 1000	951 per 1000（831 to 1000）				
	Medium risk population					
	857 per 1000	951 per 1000（831 to 1000）				

* The basis for theassumed risk（e.g. the median control group risk across studies）is provided in footnotes. The corresponding risk（and its 95% confidence interval）is based on the assumed risk in the comparison group and the relative effect of the intervention（and its 95% CI）.

CI：Confidence interval；RR：Risk ratio；

GRADE Working Group grades of evidence
High quality：Further research is very unlikely to change our confidence in the estimate of effect.
Moderate quality：Further research is likely to have an important impact on our confidence in the estimate of effect and may change the estimate.
Low quality：Further research is very likely to have an important impact on our confidence in the estimate of effect and is likely to change the estimate.
Very low quality：We are very uncertain about the estimate.

1 按就诊顺序奇偶数随机分组的半随机对照试验，电话访问有脱落，但文章没报道，脱失病例未进入统计。未述分配隐藏，未述盲法，未述不良反应。
2 存在针刺取穴、电针强度、波形、刮痧操作等方面的混杂因素，导致结果的易变性（不稳定性）。
3 直接证据。
4 一个研究，总样本量＝126＜300，且可信区间与等效线相交。
5 仅纳入一个研究。

贺氏针刺 VS 中成药内服 for 神经根型颈椎病						
Patient or population：patients with 神经根型颈椎病 Settings：安徽省针灸医院 Intervention：贺氏针刺 VS 中成药内服						
Outcomes	Illustrative comparative risks *（95% CI）		Relative effect（95% CI）	No of Participants（studies）	Quality of the evidence（GRADE）	Comments
	Assumed risk	Corresponding risk				
	Control	贺氏针刺 VS 中成药内服				
临床疗效总有效率《中医病症》	Study population		RR 1.36（1.09 to 1.68）	80（1 study）	⊕⊖⊖⊖ very low^{1,2,3,4,5}	
	700 per 1000	952 per 1000（763 to 1000）				
	Medium risk population					
	700 per 1000	952 per 1000（763 to 1000）				
田中靖久积分（神经功能）		The mean 田中靖久积分（神经功能）in the intervention groups was 3.47 lower（4.59 to 2.35 lower）		80（1 study）	⊕⊖⊖⊖ very low^{1,2,3,5,6}	
疼痛评分（VAS）		The mean 疼痛评分（VAS）in the intervention groups was 2 higher（1.14 to 2.86 higher）		80（1 study）	⊕⊖⊖⊖ very low^{1,2,3,5,6}	
血浆黏度		The mean 血浆黏度 in the intervention groups was 0.01 higher（0.15 lower to 0.17 higher）		80（1 study）	⊕⊖⊖⊖ very low^{1,2,3,5,7}	
红细胞压积		The mean 红细胞压积 in the intervention groups was 0.03 higher（0 to 0.06 higher）		80（1 study）	⊕⊖⊖⊖ very low^{1,2,3,5,7}	
红细胞聚集指数		The mean 红细胞聚集指数 in the intervention groups was 0.05 lower（0.54 lower to 0.44 higher）		80（1 study）	⊕⊖⊖⊖ very low^{1,2,3,5,7}	

Continued

血沉	The mean 血沉 in the intervention groups was 0. 35 lower (4. 75 lower to 4. 05 higher)	80 (1 study)	⊕⊖⊖⊖ very low[1,2,3,5,7]

* The basis for theassumed risk (e. g. the median control group risk across studies) is provided in footnotes. The corresponding risk (and its 95% confidence interval) is based on the assumed risk in the comparison group and the relative effect of the intervention (and its 95% CI).

CI: Confidence interval; RR: Risk ratio;

GRADE Working Group grades of evidence
High quality: Further research is very unlikely to change our confidence in the estimate of effect.
Moderate quality: Further research is likely to have an important impact on our confidence in the estimate of effect and may change the estimate.
Low quality: Further research is very likely to have an important impact on our confidence in the estimate of effect and is likely to change the estimate.
Very low quality: We are very uncertain about the estimate.

1 随机数字表法随机分组，分配隐藏，但未用盲法，无严重的设计缺陷。
2 存在针刺取穴、手法、药物不一致等混杂因素，导致结果的易变性（不稳定性）。
3 直接证据。
4 一个研究，总样本量 = 80 < 300，但可信区间与等效线不相交。
5 仅纳入一个研究。
6 一个研究，总样本量 = 80 < 400，但可信区间与等效线不相交。
7 一个研究，总样本量 = 80 < 400，且可信区间与等效线相交。

经筋针刺 + 经筋手法 VS 经穴电针 + 经脉推拿 for 神经根型颈椎病

Patient or population: patients with 神经根型颈椎病
Settings: 安徽省针灸医院
Intervention: 经筋针刺 + 经筋手法 VS 经穴电针 + 经脉推拿

Outcomes	Illustrative comparative risks* (95% CI)		Relative effect (95% CI)	No of Participants (studies)	Quality of the evidence (GRADE)	Comments
	Assumed risk	Corresponding risk				
	Control	经筋针刺 + 经筋手法 VS 经穴电针 + 经脉推拿				
临床疗效总有效率《中医病症》	Study population		RR 1.15 (1.02 to 1.3)	156 (1 study)	⊕⊖⊖⊖ very low[1,2,3,4,5]	
	819 per 1000	942 per 1000 (835 to 1000)				
	Medium risk population					
	819 per 1000	942 per 1000 (835 to 1000)				

* The basis for theassumed risk (e. g. the median control group risk across studies) is provided in footnotes. The corresponding risk (and its 95% confidence interval) is based on the assumed risk in the comparison group and the relative effect of the intervention (and its 95% CI).

CI: Confidence interval; RR: Risk ratio;

GRADE Working Group grades of evidence
High quality: Further research is very unlikely to change our confidence in the estimate of effect.
Moderate quality: Further research is likely to have an important impact on our confidence in the estimate of effect and may change the estimate.
Low quality: Further research is very likely to have an important impact on our confidence in the estimate of effect and is likely to change the estimate.
Very low quality: We are very uncertain about the estimate.

1 随机数字表法随机分组，但确定随机序列的人参与了纳入病例和治疗。未用盲法，未述分配隐藏，未述不良反应。
2 存在针刺取穴、手法、推拿操作不一致等混杂因素，导致结果的易变性（不稳定性）。
3 结合了手法非针灸疗法的干预措施，针刺在治疗中所起的作用不明确，不能作为直接证据。
4 一个研究，总样本量 = 165 < 300，但可信区间与等效线不相交。
5 仅纳入一个研究。

三段针刺 VS 常规针刺 for 神经根型颈椎病

Patient or population：patients with 神经根型颈椎病
Settings：安徽省针灸医院
Intervention：三段针刺 VS 常规针刺

Outcomes	Illustrative comparative risks*（95% CI）		Relative effect (95% CI)	No of Participants (studies)	Quality of the evidence (GRADE)	Comments
	Assumed risk	Corresponding risk				
	Control	三段针刺 VS 常规针刺				
临床疗效总有效率（92 会议）	Study population		RR 1.12 (0.89 to 1.4)	76 (1 study)	⊕⊖⊖⊖ very low[1,2,3,4,5]	
	757 per 1000	848 per 1000 (674 to 1000)				
	Medium risk population					
	757 per 1000	848 per 1000 (674 to 1000)				

* The basis for theassumed risk（e. g. the median control group risk across studies）is provided in footnotes. The corresponding risk（and its 95% confidence interval）is based on the assumed risk in the comparison group and the relative effect of the intervention（and its 95% CI）.

CI：Confidence interval；RR：Risk ratio；

GRADE Working Group grades of evidence
High quality：Further research is very unlikely to change our confidence in the estimate of effect.
Moderate quality：Further research is likely to have an important impact on our confidence in the estimate of effect and may change the estimate.
Low quality：Further research is very likely to have an important impact on our confidence in the estimate of effect and is likely to change the estimate.
Very low quality：We are very uncertain about the estimate.

1 随机数字表法随机分组，分配隐藏，脱失在15%以内，无严重的设计缺陷。
2 存在针刺取穴、手法不一致等混杂因素，导致结果的易变性（不稳定性）。
3 直接证据。
4 一个研究，总样本量＝80＜300，且可信区间与等效线相交。
5 仅纳入一个研究。

旁刺 VS 常规针刺 for 神经根型颈椎病

Patient or population：patients with 神经根型颈椎病
Settings：安徽省针灸医院
Intervention：旁刺 VS 常规针刺

Outcomes	Illustrative comparative risks*（95% CI） Assumed risk	Corresponding risk	Relative effect（95% CI）	No of Participants（studies）	Quality of the evidence（GRADE）	Comments
	Control	旁刺 VS 常规针刺				
临床疗效总有效率《中医病症》	Study population		RR 1.22（1.02 to 1.46）	66（1 study）	⊕⊖⊖⊖ very low[1,2,3,4,5]	
	794 per 1000	969 per 1000（810 to 1000）				
	Medium risk population					
	794 per 1000	969 per 1000（810 to 1000）				
一年复发率	Study population		RR 0.32（0.1 to 1.05）	66（1 study）	⊕⊖⊖⊖ very low[1,2,3,5,6]	
	294 per 1000	94 per 1000（29 to 309）				
	Medium risk population					
	294 per 1000	94 per 1000（29 to 309）				

* The basis for theassumed risk（e. g. the median control group risk across studies）is provided in footnotes. The corresponding risk（and its 95% confidence interval）is based on the assumed risk in the comparison group and the relative effect of the intervention（and its 95% CI）.

CI：Confidence interval；RR：Risk ratio；

GRADE Working Group grades of evidence
High quality：Further research is very unlikely to change our confidence in the estimate of effect.
Moderate quality：Further research is likely to have an important impact on our confidence in the estimate of effect and may change the estimate.
Low quality：Further research is very likely to have an important impact on our confidence in the estimate of effect and is likely to change the estimate.
Very low quality：We are very uncertain about the estimate.

1 按就诊顺序奇偶数随机分组的半随机对照试验。未述分配隐藏，未述盲法，未述脱失情况，未述不良反应。
2 存在针刺取穴、手法不一致等混杂因素，导致结果的易变性（不稳定性）。
3 直接证据。
4 一个研究，总样本量 =66 <300，但可信区间与等效线不相交。
5 仅纳入一个研究。
6 一个研究，总样本量 =66 <300，且可信区间与等效线相交。

刃针 VS 电针 for 神经根型颈椎病

Patient or population：patients with 神经根型颈椎病
Settings：安徽省针灸医院
Intervention：刃针 VS 电针

Outcomes	Illustrative comparative risks* （95% CI） Assumed risk Control	Corresponding risk 刃针 VS 电针	Relative effect （95% CI）	No of Participants （studies）	Quality of the evidence （GRADE）	Comments
临床疗效总有效率《中医病症》	Study population		RR 1.09 （0.98 to 1.2）	150 （1 study）	⊕⊖⊖⊖ very low[1,2,3,4,5]	
	877 per 1000	956 per 1000 （859 to 1000）				
	Medium risk population					
	877 per 1000	956 per 1000 （859 to 1000）				
临床疗效优良率	Study population		RR 1.44 （1.11 to 1.87）	150 （1 study）	⊕⊖⊖⊖ very low[1,2,3,5,6]	
	523 per 1000	753 per 1000 （581 to 978）				
	Medium risk population					
	523 per 1000	753 per 1000 （581 to 978）				

* The basis for theassumed risk（e. g. the median control group risk across studies）is provided in footnotes. The corresponding risk（and its 95% confidence interval）is based on the assumed risk in the comparison group and the relative effect of the intervention（and its 95% CI）.

CI：Confidence interval；RR：Risk ratio；

GRADE Working Group grades of evidence
High quality：Further research is very unlikely to change our confidence in the estimate of effect.
Moderate quality：Further research is likely to have an important impact on our confidence in the estimate of effect and may change the estimate.
Low quality：Further research is very likely to have an important impact on our confidence in the estimate of effect and is likely to change the estimate.
Very low quality：We are very uncertain about the estimate.

1 按就诊顺序奇偶数随机分组的半随机对照试验，无法分配隐藏，无盲法，未述不良反应，存在严重的设计缺陷。
2 存在病人对刃针和电针操作接受程度不一致、刃针操作手法不一致等混杂因素，导致结果的易变性（不稳定性）。
3 直接证据。
4 只有一个研究，总样本量＝150＜300，且可信区间与等效线相交。
5 仅纳入一个研究。
6 只有一个研究，总样本量＝150＜300，但可信区间与等效线不相交。

腹针＋电磁波 VS 腹针 for 神经根型颈椎病

Patient or population：patients with 神经根型颈椎病
Settings：安徽省针灸医院
Intervention：腹针＋电磁波 VS 腹针

Outcomes	Illustrative comparative risks*（95% CI） Assumed risk		Relative effect（95% CI）	No of Participants（studies）	Quality of the evidence（GRADE）	Comments
	Control	Corresponding risk 腹针＋电磁波 VS 腹针				
临床疗效总有效率（临床疾病）	Study population		RR 1.07（0.96 to 1.19）	63（1 study）	⊕⊖⊖⊖ very low[1,2,3,4,5]	
	935 per 1000	1000 per 1000（898 to 1000）				
	Medium risk population					
	936 per 1000	1000 per 1000（899 to 1000）				
疼痛评分（VAS）		The mean 疼痛评分（VAS）in the intervention groups was 1.49 higher（0.36 to 2.62 higher）		63（1 study）	⊕⊖⊖⊖ very low[1,2,3,5,6]	
疼痛评分（PRI）		The mean 疼痛评分（PRI）in the intervention groups was 3.7 higher（1.73 to 5.67 higher）		63（1 study）	⊕⊖⊖⊖ very low[1,2,3,5,6]	
疼痛评分（PPI）		The mean 疼痛评分（PPI）in the intervention groups was 1.41 higher（0.87 to 1.95 higher）		63（1 study）	⊕⊖⊖⊖ very low[1,2,3,5,6]	
疼痛评分（选词阳性项目）		The mean 疼痛评分（选词阳性项目）in the intervention groups was 1.43 higher（0.18 to 2.68 higher）		63（1 study）	⊕⊖⊖⊖ very low[1,2,3,5,6]	

* The basis for theassumed risk（e.g. the median control group risk across studies）is provided in footnotes. The corresponding risk（and its 95% confidence interval）is based on the assumed risk in the comparison group and the relative effect of the intervention（and its 95% CI）.

CI：Confidence interval；RR：Risk ratio；

Continued

GRADE Working Group grades of evidence

High quality: Further research is very unlikely to change our confidence in the estimate of effect.

Moderate quality: Further research is likely to have an important impact on our confidence in the estimate of effect and may change the estimate.

Low quality: Further research is very likely to have an important impact on our confidence in the estimate of effect and is likely to change the estimate.

Very low quality: We are very uncertain about the estimate.

1 随机数字表法随机分组，分配隐藏，无严重的设计缺陷。
2 存在腹针取穴、操作手法、电磁波强度等混杂因素，导致结果的易变性（不稳定性）。
3 结合了电磁波非针灸疗法的干预措施，腹针在治疗中所起的作用不明确，不能作为直接证据。
4 只有一个研究，总样本量 = 63 < 300，且可信区间与等效线相交。
5 仅纳入一个研究。
6 只有一个研究，总样本量 = 63 < 400，但可信区间与等效线不相交。

针刺颈椎病穴 VS 针刺夹脊穴 for 神经根型颈椎病						
Patient or population: patients with 神经根型颈椎病 Settings: 安徽省针灸医院 Intervention: 针刺颈椎病穴 VS 针刺夹脊穴						
Outcomes	Illustrative comparative risks* (95% CI)		Relative effect (95% CI)	No of Participants (studies)	Quality of the evidence (GRADE)	Comments
	Assumed risk	Corresponding risk				
	Control	针刺颈椎病穴 VS 针刺夹脊穴				
临床疗效总有效率《中医病症》	Study population		RR 1.31 (1.07 to 1.61)	80 (1 study)	⊕⊖⊖⊖ very low[1,2,3,4,5]	
	725 per 1000	950 per 1000 (776 to 1000)				
	Medium risk population					
	725 per 1000	950 per 1000 (776 to 1000)				

* The basis for theassumed risk (e. g. the median control group risk across studies) is provided in footnotes. The corresponding risk (and its 95% confidence interval) is based on the assumed risk in the comparison group and the relative effect of the intervention (and its 95% CI).

CI: Confidence interval; RR: Risk ratio;

GRADE Working Group grades of evidence
High quality: Further research is very unlikely to change our confidence in the estimate of effect.
Moderate quality: Further research is likely to have an important impact on our confidence in the estimate of effect and may change the estimate.
Low quality: Further research is very likely to have an important impact on our confidence in the estimate of effect and is likely to change the estimate.
Very low quality: We are very uncertain about the estimate.

1 随机数字表法随机分组，但未做到分配隐藏，未做到盲法操作，脱失超过20%，有不良反应但未报道。
2 存在针刺取穴、操作手法等混杂因素，导致结果的易变性（不稳定性）。
3 直接证据。
4 只有一个研究，总样本量=80<300，但可信区间与等效线不相交。
5 仅纳入一个研究。

新砭镰 VS 针刺 for 神经根型颈椎病

Patient or population：patients with 神经根型颈椎病
Settings：安徽省针灸医院
Intervention：新砭镰 VS 针刺

Outcomes	Illustrative comparative risks* （95% CI） Assumed risk Control	Corresponding risk 新砭镰 VS 针刺	Relative effect （95% CI）	No of Participants （studies）	Quality of the evidence （GRADE）	Comments
临床疗效总有效率《中医行标》	Study population		RR 1 （0.96 to 1.04）	217 （1 study）	⊕⊖⊖⊖ very low[1,2,3,4,5]	
	981 per 1000	981 per 1000 （942 to 1000）				
	Medium risk population					
	982 per 1000	982 per 1000 （943 to 1000）				
疼痛疗效《临床疼痛治疗学》	Study population		RR 1.06 （0.92 to 1.23）	217 （1 study）	⊕⊖⊖⊖ very low[1,2,3,5,6]	
	750 per 1000	795 per 1000 （690 to 923）				
	Medium risk population					
	750 per 1000	795 per 1000 （690 to 923）				

* The basis for theassumed risk（e. g. the median control group risk across studies）is provided in footnotes. The corresponding risk（and its 95% confidence interval）is based on the assumed risk in the comparison group and the relative effect of the intervention（and its 95% CI）.

CI：Confidence interval；RR：Risk ratio；

GRADE Working Group grades of evidence
High quality：Further research is very unlikely to change our confidence in the estimate of effect.
Moderate quality：Further research is likely to have an important impact on our confidence in the estimate of effect and may change the estimate.
Low quality：Further research is very likely to have an important impact on our confidence in the estimate of effect and is likely to change the estimate.
Very low quality：We are very uncertain about the estimate.

1 有返回式抽签随机分组，分配隐藏，无严重的设计缺陷。
2 存在针刺取穴、新砭镰手法等方面的混杂因素，导致结果的易变性（不稳定性）。
3 直接证据。
4 只有一个研究，总样本量 = 217 < 300，且可信区间与等效线相交。
5 仅纳入一个研究。
6 只有一个研究，总样本量 = 217 < 400，且可信区间与等效线相交。

热敏灸 VS 针刺 for 神经根型颈椎病

Patient or population：patients with 神经根型颈椎病
Settings：安徽省针灸医院
Intervention：热敏灸 VS 针刺

Outcomes	Illustrative comparative risks*（95% CI） Assumed risk Control	Corresponding risk 热敏灸 VS 针刺	Relative effect（95% CI）	No of Participants（studies）	Quality of the evidence（GRADE）	Comments
临床疗效总有效率《中医病症》	Study population		RR 1.09（0.99 to 1.21）	99（1 study）	⊕⊖⊖⊖ very low[1,2,3,4,5]	
	896 per 1000	977 per 1000（887 to 1000）				
	Medium risk population					
	896 per 1000	977 per 1000（887 to 1000）				
疼痛评分 PRI		The mean 疼痛评分 PRI in the intervention groups was 2.06 higher（0.33 to 3.79 higher）		99（1 study）	⊕⊖⊖⊖ very low[1,2,3,5,6]	

* The basis for theassumed risk（e.g. the median control group risk across studies）is provided in footnotes. The corresponding risk（and its 95% confidence interval）is based on the assumed risk in the comparison group and the relative effect of the intervention（and its 95% CI）.

CI：Confidence interval；RR：Risk ratio；

GRADE Working Group grades of evidence
High quality：Further research is very unlikely to change our confidence in the estimate of effect.
Moderate quality：Further research is likely to have an important impact on our confidence in the estimate of effect and may change the estimate.
Low quality：Further research is very likely to have an important impact on our confidence in the estimate of effect and is likely to change the estimate.
Very low quality：We are very uncertain about the estimate.

1 随机数字表法随机分组，分配隐藏，脱失不超过20%，无严重的设计缺陷。
2 存在热敏灸取穴、操作方法等方面的混杂因素，导致结果的易变性（不稳定性）。
3 直接证据。
4 只有一个研究，总样本量 = 160 < 300，且可信区间与等效线相交。
5 仅纳入一个研究。
6 只有一个研究，总样本量 = 160 < 400，但可信区间与等效线不相交。

热敏灸 VS 悬起灸 for 神经根型颈椎病

Patient or population：patients with 神经根型颈椎病
Settings：安徽省针灸医院
Intervention：热敏灸 VS 悬起灸

Outcomes	Illustrative comparative risks* （95% CI） Assumed risk Control	Corresponding risk 热敏灸 VS 悬起灸	Relative effect (95% CI)	No of Participants (studies)	Quality of the evidence (GRADE)	Comments
临床疗效总有效率《中医病症》	Study population		RR 1.18 (1.03 to 1.35)	98 (1 study)	⊕⊝⊝⊝ very low[1,2,3,4,5]	
	830 per 1000	979 per 1000 (855 to 1000)				
	Medium risk population					
	830 per 1000	979 per 1000 (855 to 1000)				
疼痛评分 PRI		The mean 疼痛评分 PRI in the intervention groups was 4 higher (2.16 to 5.84 higher)		98 (1 study)	⊕⊝⊝⊝ very low[1,2,3,5,6]	

*The basis for theassumed risk（e. g. the median control group risk across studies）is provided in footnotes. The corresponding risk（and its 95% confidence interval）is based on the assumed risk in the comparison group and the relative effect of the intervention（and its 95% CI）.

CI：Confidence interval；RR：Risk ratio；

GRADE Working Group grades of evidence
High quality：Further research is very unlikely to change our confidence in the estimate of effect.
Moderate quality：Further research is likely to have an important impact on our confidence in the estimate of effect and may change the estimate.
Low quality：Further research is very likely to have an important impact on our confidence in the estimate of effect and is likely to change the estimate.
Very low quality：We are very uncertain about the estimate.

1 随机数字表法随机分组，分配隐藏，脱失不超过20%，无严重的设计缺陷。
2 存在热敏灸取穴、操作方法等方面的混杂因素，导致结果的易变性（不稳定性）。
3 直接证据。
4 只有一个研究，总样本量=160<300，但可信区间与等效线不相交。
5 仅纳入一个研究。
6 只有一个研究，总样本量=160<400，但可信区间与等效线不相交。

穴位敷贴 VS 安慰穴贴 for 神经根型颈椎病

Patient or population：patients with 神经根型颈椎病
Settings：安徽省针灸医院
Intervention：穴位敷贴 VS 安慰穴贴

Outcomes	Illustrative comparative risks*（95% CI）		Relative effect（95% CI）	No of Participants（studies）	Quality of the evidence（GRADE）	Comments
	Assumed risk	Corresponding risk				
	Control	穴位敷贴 VS 安慰穴贴				
临床疗效总有效率《中医病症》	Study population		RR 1.38（1.13 to 1.67）	120（1 study）	⊕⊝⊝⊝ very low[1,2,3,4,5]	
	667 per 1000	920 per 1000（754 to 1000）				
	Medium risk population					
	667 per 1000	920 per 1000（754 to 1000）				

* The basis for theassumed risk（e.g. the median control group risk across studies）is provided in footnotes. The corresponding risk（and its 95% confidence interval）is based on the assumed risk in the comparison group and the relative effect of the intervention（and its 95% CI）.

CI：Confidence interval；RR：Risk ratio；

GRADE Working Group grades of evidence
High quality：Further research is very unlikely to change our confidence in the estimate of effect.
Moderate quality：Further research is likely to have an important impact on our confidence in the estimate of effect and may change the estimate.
Low quality：Further research is very likely to have an important impact on our confidence in the estimate of effect and is likely to change the estimate.
Very low quality：We are very uncertain about the estimate.

1 随机数字表法随机分组，但未述分配隐藏，未述盲法，未述不良反应。
2 存在穴位敷贴时间、取穴、药物组成等混杂因素，导致结果的易变性（不稳定性）。
3 直接证据。
4 只有一个研究，总样本量＝60＜300，但可信区间与等效线不相交。
5 仅纳入一个研究。

穴位敷贴 VS 针刺 for 神经根型颈椎病

Patient or population：patients with 神经根型颈椎病
Settings：安徽省针灸医院
Intervention：穴位敷贴 VS 针刺

Outcomes	Illustrative comparative risks*（95% CI）		Relative effect（95% CI）	No of Participants（studies）	Quality of the evidence（GRADE）	Comments
	Assumed risk	Corresponding risk				
	Control	穴位敷贴 VS 针刺				
临床疗效总有效率《中医病症》	Study population		RR 1（0.9 to 1.11）	120（1 study）	⊕⊖⊖⊖ very low[1,2,3,4,5]	
	917 per 1000	917 per 1000（825 to 1000）				
	Medium risk population					
	917 per 1000	917 per 1000（825 to 1000）				

*The basis for theassumed risk（e. g. the median control group risk across studies）is provided in footnotes. The corresponding risk（and its 95% confidence interval）is based on the assumed risk in the comparison group and the relative effect of the intervention（and its 95% CI）.

CI：Confidence interval；RR：Risk ratio；

GRADE Working Group grades of evidence
High quality：Further research is very unlikely to change our confidence in the estimate of effect.
Moderate quality：Further research is likely to have an important impact on our confidence in the estimate of effect and may change the estimate.
Low quality：Further research is very likely to have an important impact on our confidence in the estimate of effect and is likely to change the estimate.
Very low quality：We are very uncertain about the estimate.

1 随机数字表法随机分组，但未述分配隐藏，未述盲法，未述不良反应。
2 存在穴位敷贴时间、取穴、药物组成等混杂因素，导致结果的易变性（不稳定性）。
3 直接证据。
4 只有一个研究，总样本量＝60＜300，且可信区间与等效线相交。
5 仅纳入一个研究。

6 本《指南》推荐方案的形成过程

6.1 指南初稿

指南初稿主要依据 GRADE 证据质量评价结果，综合考虑对健康的利弊关系、患者意愿和卫生经济学，结合反复专家咨询、讨论而形成。证据质量：根据 GRADE 体系，所有 RCT 文献证据仅有 1 项被评为“低”质量证据，其余均为“极低”质量证据。课题组认为，这和“针灸操作的特点不适应当前随机对照试验的规范”有很大的关系。课题组在综合考虑“证据质量”“利弊平衡”“患者意愿”“卫生经济学”四个方面的基础上，形成了初步的推荐方案。

6.2 指南修改稿

指南初稿推荐方案的形成，我们分别进行了电子问卷和会议讨论，电子问卷对象包括 24 位针灸、骨伤、西医等领域的相关专家，结果显示专家对初稿的认可度较高，除热敏灸方案存在异议之外，其他方案均同意推荐，但对具体操作、取穴等细节存在不同意见。经过专家电子问卷和专家讨论，修正了部分内容。

6.3 指南定稿

课题组对全国范围的专家征集意见，对指南进行修订和完善，完成送审稿。在“第二批临床实践指南推荐方案专家论证会”后，根据专家提出的修改建议及总课题组的统一标准进行完善，并形成指南的定稿。如规范了相关专业术语：将“耳穴疗法”改为“耳针疗法”；将“毫针针刺”修订为“毫针刺法”等。最终形成指南定稿。

7 本《指南》推荐方案征求意见稿

7.1 神经根型颈椎病急性期推荐方案

毫针刺法对神经根型颈椎病所致的上肢麻木、酸胀、疼痛均有明显的改善作用，推荐毫针刺法结合 TDP 照射治疗。

结合电针可增强针刺疗效，对于疼痛、手麻症状明显的患者，推荐在毫针刺法的基础上加用电针。

对于疼痛剧烈的患者，可在毫针刺法的基础上加用刺络拔罐或者相应井穴刺血，但对年老、体虚者慎用。

对以椎周软组织局部粘连为主要病理改变，以“疼痛、手麻”为主症者，推荐使用针刀治疗。

7.2 神经根型颈椎病缓解期和恢复期推荐方案

对辨证属“虚”“寒”，疾病分期在缓解期和恢复期，以“酸沉”为主要症状的神经根型颈椎病患者，可在毫针刺法的基础上加用温灸疗法。

对病程长久、反复发作的患者可使用热敏灸法。

穴位注射疗法单次治疗时间较短且一次治疗后作用时间较长，对于不能保证长时间治疗的门诊患者，可选用穴位注射疗法。

对以椎周软组织局部粘连为主要病理改变，以“酸沉”为主要症状的缓解期、恢复期患者，推荐使用针刀治疗。

8 专家意见征集过程、结果汇总及处理

前期，为了征集临床问题，我们对 19 位相关临床医生进行了问卷调查，调查人群包括针灸、骨伤、西医等不同领域的临床医生。调查发现，国内医生对颈椎病的定义、诊断、治疗等有比较一致的意见；对针灸治疗颈椎病的疗效和安全性认可度较高；认为颈椎病各型中，针灸治疗效果最好的是神经根型等。我们在前期调查的基础上，形成了临床问题，并围绕问题进行指南的下一步制定工作。

根据 GRADE 体系，我们对颈椎病疗效判断的结局指标重要性分级进行了讨论，邀请了针灸、骨伤、西医领域的相关专家。经过反复讨论、举手表决等形式，最终达成了一致意见。认为死亡率、总体生存质量、复发情况、不良反应发生率、卫生经济学评价为关键性结局指标；而总体症状改善情况、局部疼痛情况、手麻情况、肌肉僵硬情况为重要结局指标；血流变等为不重要结局指标。

指南初稿推荐方案的形成，我们分别进行了电子问卷和会议讨论，电子问卷对象包括24位针灸、骨伤、西医等领域的相关专家，结果显示专家对初稿的认可度较高，除热敏灸方案存在异议之外，其他方案均同意推荐，但对具体操作、取穴等细节存在不同意见。

对于推荐方案，指南专家组进行了多次的内部讨论，尤其是常规针刺方案和针刀方案，最终根据罗伯特议事规则，以举手表决的形式，最终达成了一致意见。

9 会议纪要

9.1 2013年针灸临床实践指南项目审查会会议纪要

时间：2013年9月28日。

地点：成都。

主办单位：中国针灸学会标准化工作委员会。

承办单位：中国中医科学院针灸研究所。

参会人员：国家中医药管理局、中国针灸学会的有关领导，以及针灸行业科、教、研各方面的专家共26人出席了会议，同时，指南起草单位的20余名代表与学会秘书处工作人员也参加了会议。中国针灸学会标准化工作委员会副主任委员刘炜宏为专家组组长。

会议主持人：中国针灸学会会长、中国针灸学会标准化工作委员会主任委员刘保延。

会议议题：审查15项针灸临床实践指南；对15项针灸临床实践指南形成决议。

会议内容：

国家中医药管理局政策法规与监督司查德忠司长到会并做了重要讲话。查司长在讲话中指出，标准化工作是国家中医药管理局法监司的工作重点，受到各方面的重视，局里已陆续出台一系列关于标准化工作的规范性文件并据此指导了相关工作，中央财政为此设立了专款用于支持开展中医标准化工作。查司长鼓励针灸行业继续积极开展标准化工作，争取获得较大进展。他特别强调，要重视针灸标准体系和针灸标准化支撑体系的构建，将针灸标准的制定与应用及其评价相结合，积极推进针灸标准化培训工作。最后，查司长提出了四点建议：一要继续完善针灸标准化体系框架；二要加强标准通则的制定；三要围绕针灸临床实践来制定标准；四要夯实针灸标准制定的基础。

中国针灸学会会长、学会标委主任委员刘保延首席研究员代表学会与学会标委介绍了参加本次审查会的15项针灸临床实践指南项目的实施情况。在中国针灸学会标准化工作委员会的组织下，该15项指南的编制工作严格遵循标准化相关法规与中国针灸学会的有关规定展开。目前，各个项目组对各自编制的指南草案已在全国范围内广泛征求意见。在今年6月份召开的两针标委2013年会上，该15项指南草案已通过初审。本次会议受国家中医药管理局委托，由中国针灸学会标准化工作委员会组织专家对该15项指南送审稿进行审查。刘保延会长特别强调，临床实践指南是未来针灸标准化工作的重点，其性质更加贴近临床，其研制目的是为临床疗效和质量提供保障，所以，本次审查会的评审重点是评审各针灸临床实践指南推荐方案的实用性。刘保延会长期望本次审查会专家严格把关，以确保指南的质量，并希望没有通过审查的项目起草单位能够做好修改和完善工作。

会议对15项针灸临床实践指南进行了审议，根据专家评审意见及专家投票情况，会议当即得出评审结果：通过的指南有6项，建议修改后函审的指南有3项，未通过的指南有6项。具体情况如下：

（1）审议通过的指南项目

会议审查通过了由中国中医科学院广安门医院起草的《慢性便秘针灸临床实践指南》《腰痛针灸临床实践指南》、由北京中医药大学东直门医院起草的《原发性痛经针灸临床实践指南》、由成都中医药大学起草的《坐骨神经痛针灸临床实践指南》、由中国中医科学院针灸研究所起草的《失眠针灸临床实践指南》《支气管哮喘（成人）针灸临床实践指南》。

（2）修改后函审的指南项目

会议建议由中国中医科学院针灸研究所起草的《肩周炎针灸临床实践指南》、由天津中医药大学起草的《膝骨性关节炎针灸临床实践指南》以及由北京中医药大学东直门医院起草的《过敏性鼻炎针灸临床实践指南》3 项指南，按照评审意见修订后再行函审。

（3）未通过的指南项目

会议决定，由安徽中医药大学附属针灸医院起草的《神经根型颈椎病针灸临床实践指南》、由天津中医药大学起草的《慢性萎缩性胃炎针灸临床实践指南》、由南京中医药大学起草的《突发性耳聋针灸临床实践指南》《单纯性肥胖病针灸临床实践指南》、由浙江中医药大学附属第三医院起草的《原发性三叉神经痛针灸临床实践指南》以及由陕西中医药大学起草的《糖尿病周围神经病变针灸临床实践指南》6 项指南项目不能通过审查。会议决议未通过审查的指南项目组按照评审意见继续修改完善后，由学会标委秘书处另行安排验收审查。

最后，会议提出，对于审议通过的指南，还需要对其内容及形式进行一致性修改，各指南起草单位应按照会议审查意见进行修改后，形成报批稿，上报学会标委秘书处，经秘书处登记、审核后，上报学会批准，发布。

《颈椎病针灸临床实践指南》（送审稿）审查意见

2013 年 9 月 28 日，中国针灸学会标准化工作委员会在成都组织召开了“2013 年针灸临床实践指南项目审查会”，会上审查了《神经根型颈椎病针灸临床实践指南》（送审稿）。以刘炜宏为组长的 23 人专家组经过认真评议形成如下意见：

本《指南》针对神经根型颈椎病针灸临床实践，通过收集整理神经根型颈椎病针灸临床实践和科研的相关文献资料、调研分析、专家论证，以古今文献、临床实践为依据，形成了神经根型颈椎病针灸临床实践指南，并广泛征求专家意见。

专家组一致认为，本针灸临床实践指南编写方法符合标准化的有关规定，资料完整，用语确切，格式规范，但《指南》提出的针灸治疗该疾病的原则不够具体、恰当，推荐方案不能反映针灸治疗的优势和特色，对临床缺乏指导性。

专家组提出如下修改建议：

1. 有关推荐方案

（1）不能反映针灸治疗的优势和特色，对临床没有指导性。建议首先对临床问题进行提炼，明确各种治疗方案的具体人群、疗效特点。

（2）针灸方案中有灸法，为何仅为肝肾阴虚型？治疗方案过粗，宜进一步细化，采用针刺、艾灸、电针为主，而后出现的内容与前文所提的方法不吻合。是否进行经络辨证，选用不同的穴位？

（3）穴位注射量应确定范围，如 0.5～2.0mL。每次只取一个穴位是否合适？临床中可取多个穴位同时注射。穴位注射选择的评价部分，描述过于口语化。

（4）本方案应适合“神经根型颈椎病患者”，而不是“一般颈椎病”。

2. 有关治疗原则

针灸治疗原则应更具体；原则提炼不恰当，建议改成“局部取穴与远端取穴相结合，以针刺、电针为主的综合方法”；针灸治疗该病的优势和特点为“止痛快，可以缓解麻木症状”。

3. 有关临床特点

神经根型颈椎病如伴有眩晕及恶心呕吐，则建议不纳入治疗人群。

根据上述审查意见及专家投票情况，该《指南》不能通过审查，建议本《指南》项目组按照专家审查意见修改，然后择期接受审查。

中国针灸学会标准化工作委员会
2013 年 9 月 28 日

附：《神经根型颈椎病针灸临床实践指南》项目审查专家名单

序号	姓名	职称/职务	工作单位
1	刘保延	副院长	中国中医科学院
2	刘炜宏	编审	中国中医科学院针灸研究所
3	文碧玲	教授	中国针灸学会
4	武晓冬	副研究员	中国中医科学院针灸研究所
5	余曙光	副校长/研究员	成都中医药大学
6	郭　义	教授	天津中医药大学
7	杨　骏	院长/教授	安徽中医药大学
8	赵京生	研究员	中国中医科学院针灸研究所
9	杨华元	教授	上海中医药大学
10	房緊恭	研究员	中国中医科学院针灸研究所
11	赵　宏	主任医师	中国中医科学院广安门医院
12	石　现	主任医师	解放军总医院针灸科
13	王富春	院长/教授	长春中医药大学针灸推拿学院
14	王麟鹏	主任医师	首都医科大学附属北京中医医院
15	贾春生	主任医师	河北中医学院
16	余晓阳	主任医师	重庆市中医院
17	高希言	教授	河南中医学院
18	常小荣	教授	湖南中医药大学
19	张洪涛	主任医师	甘肃省中医院
20	吕明庄	主任医师	贵阳医学院附属医院
21	王玲玲	院长/教授	南京中医药大学
22	宣丽华	主任医师	浙江中医药大学附属第一医院
23	翟　伟	教授	天津中医药大学

9.2　中国针灸学会标准化工作委员会2014年针灸临床实践指南审定会会议纪要

时间：2014年12月27日。

地点：合肥。

主办单位：中国针灸学会标准化工作委员会。

承办单位：中国中医科学院针灸研究所。

参会人员：国家中医药管理局、中国针灸学会的有关领导，以及针灸行业科、教、研各方面的专家共29人出席了会议，同时，9项针灸临床实践指南起草单位的代表与学会秘书处工作人员也参加了会议。

会议主持人：中国针灸学会标准化工作委员会副主任委员刘炜宏。

会议议题：9项针灸临床实践指南项目组作接受审查汇报；审定9项针灸临床实践指南。

会议内容：

中国针灸学会会长、中国针灸学会标准化工作委员会主任委员刘保延首席研究员代表学会与学会标委首先对多年来一直关心与支持针灸标准化工作的国家中医药管理局各部门特别是政策法规与监督司以及业内各方面的专家表示感谢；接着他介绍了参加本次审定会的9项针灸临床实践指南项目的编制概况。他指出，针灸临床实践指南是根据针灸临床优势，参照古代文献、名医经验以及现代最佳临床研究证据，结合患者价值观和意愿，系统总结出的能帮助临床医生和患者做出恰当针灸处理的指导性意见。他结合针灸发展实际并强调指出，目前世界上180多个国家与地区都在应用针灸，这是针灸的春天，是针灸发展适逢的难得的大好发展机遇期，遇到这样的好时机，我们应有所作为，等听完桑司长的指示和要求后，我们要做系统的总结、思考与规划，争取又好又快地多出成绩。

国家中医药管理局政策法规与监督司桑滨生司长到会并做了重要讲话。桑滨生司长在讲话中首先肯定并赞扬了针灸标准化工作取得的成绩，他指出，在中医药标准化工作中，针灸标准化一直发挥着先导作用，在中医药国际标准化工作中，针灸针的研制工作起到引领作用并率先完成研制与发布；在中医药国家标准化工作方面，33项现行中医药国家标准中，针灸国家标准占29项。桑司长接着分析了国家重视中医药标准化工作，提到自2010年起，国家用于中医药标准化工作的财政经费每年都在增加。他特别提到了国家标准化体制改革，改革的方向之一就是要发挥行业组织作用，保留行业标准，增加行业组织标准，以此来鼓励针灸行业要继续发挥模范带头作用。最后，桑司长提出了几点希望：一是希望针灸标准化工作在质量、水平方面继续发挥先导作用；二是希望在中医药标准化方法和程序上，针灸标准化工作也要起到引领作用；三是希望针灸行业把针灸标准化工作的好的、成功的经验总结出来，推广开去。

会议在听完总课题组与9项针灸临床实践指南项目组所作的接受审定汇报后，对9项针灸临床实践指南进行了审定，会议经过讨论形成以下意见：

（1）不确切的内容不宜列入指南，如突发性耳聋中的疏波、密波；“突发性耳聋”应按脏腑辨证取穴，古典文献不要扔，不能以创新为由而舍古典精粹；突发性耳聋12页方案一、方案二中的疗程不统一。

（2）对针刀等跨学科问题应作出界定，对针灸疗法的范畴应作出界定，应明确毫针、艾灸等传统方法的适用范围，是否应纳入其他特种针法，应作出限定。

（3）各指南项目组应注意：证据等级低，不等于疗效低，推荐强度是对公认度而言，不是针对疗效。

（4）要重视文献质量评价，古代文献要考虑，在解释中要增加古代文献分析，加强证据的质量。

（5）推荐方案应是综合统筹提取概括而得，而不应是诸多疗法的罗列；分型中应有中医辨证分型、归经；中医病名不应淡化。

（6）《指南》在体例、序号、术语、语言表达、结构、内容等方面应统一；名词术语、仪器设备名称应规范，如神灯，是商品名，有TDP、特定波治疗仪、红外灸疗仪等多种称谓，建议统一使用TDP照射；电针、电针疗法、电针仪三者常混用，应予规范；有些术语说明、解释不充分；运动疗法和运动针法的适用要明确。

（7）指南起草组应参照局医政司制定的中医诊疗方案、临床路径；建议病名采用中西医并用（双轨制），如无对应，可用相当于西医（中医）的病名，有利于向国际推广；疾病分期要规范，有临床分期、中医证候分期和病理分期三种分期，应重视和采用病理分期；辨证要标准，临床证据应准确，不应随意；配穴原则应予明确；针法、灸法均应明确实用；指南推荐方案应予验证，应有临床依据；名词术语要规范；评价要做到易推广性、真实客观性、代表性、共识性、有效性、安全性、指导性、实用性、可行性；推荐的方法应注重实用性、应用性，如电针的波幅、频率、阴阳极的设置等；在国际化方面，中西医辨证分型有矛盾之处，不利于国际推广；还要注意普遍性和特殊性，以及使用时机问题。

（8）推荐建议的主体要明确；推荐意见要结合教材；指南前后思路、理法方药术、辨证分型等要清晰，应前后贯穿；要考虑教材的协调性问题；应体现针灸临床辨证的思路，体现针灸的规律性。

（9）指南制定的关键是实用；证据级别上的筛选要有注释说明。

（10）肩周炎的护理中，关于针刺后洗澡的问题应统一。

（11）起草人应自审，自己要负责；建议建立专审机制，把专审与统审结合。

（12）顶层设计与原则性方面的工作需加强，针对性、精准性不够。

根据上述审定意见及专家投票情况，会议当即给出审定决议：通过对9项针灸临床实践指南送审稿的审定工作，各指南项目组应按照会议审定意见进行修改后，形成报批稿，上报学会标委秘书处。

《颈椎病针灸临床实践指南》（送审稿）审定意见

2014年12月27日，中国针灸学会标准化工作委员会在合肥组织召开了“中国针灸学会标准化工作委员会2014年针灸临床实践指南审定会”，会上审查了《神经根型颈椎病针灸临床实践指南》。以中国针灸学会标准化工作委员会副主任委员刘炜宏为组长的28位专家组成的审查组经过认真评议形成如下意见：

本《指南》针对神经根型颈椎病针灸临床实践，通过收集整理神经根型颈椎病针灸临床实践和科研的相关文献资料、调研分析、专家论证，以古今文献、临床实践为依据，形成了《神经根型颈椎病针灸临床实践指南》，并广泛征求专家意见。

专家组一致认为，本针灸临床实践指南的编写工作符合标准化法规与《中医药标准制定管理办法（试行）》的有关规定，资料完整，用语确切、规范。就本针灸临床实践指南中存在的问题，与会专家提出如下修改建议：

（1）加入耳针的治疗方案。

（2）规范格式、标点符号，如P1，需统一体例和术语表述（如TDP）。

（3）推荐方案一：解释部分中“大量证据”的描述不准确，应明确写明文献数量。

（4）增加文献查询，规范名词术语。

（5）要考虑是否增加指压法。

（6）补充推荐强度。

（7）阐明温针疗法与热敏灸的疗效区别。

（8）目录与正文不对应，施治原则应用中医术语描述。

（9）非针灸类治疗方法不应在此指南中出现。

根据上述专家评审意见及专家投票情况，同意该指南送审稿通过审查，建议本指南项目组根据专家意见修改后，以行业组织标准级别上报审批。

中国针灸学会标准化工作委员会

2014年12月27日

附：《神经根型颈椎病针灸临床实践指南》项目审定专家名单

序号	姓名	工作单位
1	刘保延	中国中医科学院
2	黄龙祥	中国中医科学院针灸研究所
3	刘炜宏	中国中医科学院针灸研究所
4	文碧玲	中国针灸学会
5	东贵荣	上海中医药大学附属岳阳医院

续表

序号	姓名	工作单位
6	武晓冬	中国中医科学院针灸研究所
7	王　华	湖北中医药大学
8	余曙光	成都中医药大学
9	郭　义	天津中医药大学
10	杨　骏	安徽中医药大学第一附属医院
11	赵京生	中国中医科学院针灸研究所
12	杨华元	上海中医药大学
13	刘清国	成都中医药大学
14	赵吉平	北京中医药大学东直门医院
15	赵　宏	中国中医科学院针灸研究所
16	刘智斌	陕西中医药大学附属医院
17	石　现	解放军总医院针灸科
18	王富春	长春中医药大学针灸推拿学院
19	曹　炀	苏州医疗用品厂有限公司
20	高树中	山东中医药大学
21	贾春生	河北中医学院
22	杨永清	上海中医药大学
23	翟　伟	天津中医药大学
24	高希言	河南中医学院
25	余晓阳	重庆市中医院
26	张洪涛	甘肃省中医院
27	宣丽华	浙江中医药大学附属第一医院
28	朱　江	北京中医药大学针灸推拿学院